RECETAS SALUDABLES

"Cocina Consciente para una Vida Plena con 120 Recetas Saludables y Deliciosas para Transformar tu Alimentación Día a Día"

Cocina Fácil

TABLA DE CONTENIDOS

INTRODUCCIÓN

Bienvenido a un viaje culinario que transformará no solo tu cocina, sino tu vida entera. En tus manos tienes más que un simple libro de recetas; es una guía hacia un estilo de vida más saludable, equilibrado y lleno de sabor. Con 120 recetas cuidadosamente seleccionadas y desarrolladas, este libro es tu compañero ideal en la búsqueda de una alimentación consciente y nutritiva.

En un mundo donde la comida rápida y procesada parece dominar nuestras vidas, hemos creado este recetario como un faro de esperanza y salud. Cada receta ha sido diseñada no solo para nutrir tu cuerpo, sino también para deleitar tu paladar y alimentar tu alma. Creemos firmemente que comer saludablemente no significa sacrificar el sabor o el placer de una buena comida.

Este libro nace de la convicción de que la alimentación es la base de nuestra salud y bienestar. A lo largo de sus páginas, descubrirás que una dieta equilibrada puede ser variada, deliciosa y fácil de preparar. Hemos incluido recetas para todas las comidas del día, desde desayunos energizantes hasta cenas reconfortantes, pasando por almuerzos nutritivos y snacks saludables.

A medida que explores estas 120 recetas, te invitamos a considerarlas como un punto de partida para tu propia aventura culinaria. Siéntete libre de experimentar, adaptar y hacer estas recetas tuyas. La cocina es un arte en constante evolución, y tú eres el artista principal en tu propia cocina.

Pescado blanco al papillote con hierbas y limón

Ingredientes:

• 4 filetes de pescado blanco (merluza, lubina, dorada, etc.)

• 1 limón, cortado en rodajas finas

• 2 dientes de ajo, picados

• 1 manojo de hierbas frescas (perejil, eneldo, tomillo, romero)

• 4 cucharadas de aceite de oliva virgen extra

• Sal y pimienta al gusto

• Papel de horno o papel de aluminio

Instrucciones:

1) Preparar el papillote: Precalienta el horno a 200°C. Corta 4 rectángulos grandes de papel de horno o papel de aluminio.

2) Preparar el pescado: Coloca un filete de pescado en el centro de cada rectángulo de papel. Salpimentar al gusto.

3) Añadir los ingredientes: Coloca unas rodajas de limón sobre cada filete de pescado. Reparte el ajo picado y las hierbas frescas sobre los filetes. Rocía cada filete con una cucharada de aceite de oliva.

4) Cerrar el papillote: Dobla el papel sobre el pescado y sella bien los bordes, formando un paquete hermético.

5) Hornear: Coloca los paquetes en una bandeja de horno y hornea durante 15-20 minutos, dependiendo del grosor de los filetes, hasta que el pescado esté cocido y tierno.

6) Servir: Abre los paquetes con cuidado para liberar el vapor. Sirve el pescado al papillote directamente en el papel, acompañado de una ensalada fresca o verduras al vapor.

Tiempo de preparación: Aproximadamente 30 minutos.

Porciones: 4 personas.

Ensalada de judías verdes con almendras y vinagreta de limón

Ingredientes:

• 500 g de judías verdes

• 50 g de almendras laminadas

• 1 cebolla morada, finamente picada

• 1 pimiento rojo, cortado en tiras

• 1 pimiento amarillo, cortado en tiras

• 1 diente de ajo, picado

• 3 cucharadas de aceite de oliva virgen extra

• 2 cucharadas de jugo de limón fresco

• 1 cucharada de vinagre de manzana

• Sal y pimienta al gusto

Instrucciones:

1) Preparar las judías verdes: Lava y corta las puntas de las judías verdes. Cuécelas en agua hirviendo con sal durante 5-7 minutos, hasta que estén tiernas pero crujientes. Escúrrelas y enfríalas rápidamente en agua con hielo para detener la cocción. Escúrrelas de nuevo y resérvalas.

2) Tostar las almendras: En una sartén sin aceite, tuesta las almendras laminadas a fuego medio hasta que estén doradas y fragantes. Resérvalas.

3) Preparar la vinagreta: En un tazón pequeño, mezcla el aceite de oliva, el jugo de limón, el vinagre de manzana, el ajo picado, la sal y la pimienta. Bate bien hasta que la vinagreta esté emulsionada.

4) Mezclar la ensalada: En un tazón grande, combina las judías verdes, la cebolla morada, los pimientos y las almendras tostadas. Vierte la vinagreta sobre la ensalada y mezcla bien para que todos los ingredientes se impregnen con el aderezo.

5) Servir: Deja reposar la ensalada en el refrigerador durante al menos 15-20 minutos antes de servir, para que los sabores se mezclen bien. Sirve la ensalada fría.

Tiempo de preparación: Aproximadamente 30 minutos.

Porciones: 4 personas.

Brochetas de pollo marinado con pimientos y cebolla

Ingredientes:

• 2 pechugas de pollo (aproximadamente 600 g)

• 1 pimiento rojo, cortado en cubos

• 1 pimiento verde, cortado en cubos

• 1 pimiento amarillo, cortado en cubos

• 2 cebollas moradas, cortadas en cubos

• 3 cucharadas de aceite de oliva

• 2 cucharadas de salsa de soja

• 2 cucharadas de jugo de limón

• 2 dientes de ajo, picados

• 1 cucharadita de pimentón dulce

• 1 cucharadita de comino en polvo

• Sal y pimienta al gusto

Instrucciones:

1) Preparar la marinada: En un tazón grande, mezcla el aceite de oliva, la salsa de soja, el jugo de limón, el ajo picado, el pimentón dulce, el comino, la sal y la pimienta.

2) Marinar el pollo: Corta las pechugas de pollo en cubos de aproximadamente 2-3 cm. Añádelos al tazón con la marinada y mezcla bien para que todos los trozos de pollo queden cubiertos. Cubre el tazón con film transparente y deja marinar en el refrigerador durante al menos 1 hora.

3) Preparar las verduras: Mientras el pollo se marina, corta los pimientos y las cebollas en cubos de tamaño similar al pollo.

4) Ensamblar las brochetas: Ensarta los cubos de pollo, pimientos y cebolla en palos de brocheta, alternándolos.

5) Cocinar las brochetas: Precalienta una parrilla o sartén a fuego medio-alto. Cocina las brochetas durante unos 10-12 minutos, girándolas ocasionalmente, hasta que el pollo esté bien cocido y las verduras estén tiernas y ligeramente doradas.

6) Servir: Sirve las brochetas calientes, acompañadas de una ensalada fresca o tu guarnición favorita.

Tiempo de preparación: Aproximadamente 30 minutos (más el tiempo de marinado).

Porciones: 4 personas.

Pisto de verduras con huevos pochados

Ingredientes:

- 2 calabacines medianos, cortados en cubos

- 1 berenjena, cortada en cubos

- 1 pimiento rojo, cortado en cubos

- 1 pimiento verde, cortado en cubos

- 2 cebollas tiernas, picadas

- 2-3 zanahorias, cortadas en rodajas

- 250 g de salsa de tomate casera

- 4 huevos

- 3 cucharadas de aceite de oliva virgen extra

- Sal, pimienta y orégano al gusto

Instrucciones:

1) Preparar las verduras: Lava y corta todas las verduras en cubos o rodajas de aproximadamente 1 cm.

2) Sofreír las verduras: En una sartén grande, calienta el aceite de oliva a fuego medio-alto. Añade la zanahoria y sofríe durante 3-4 minutos. Luego, añade la berenjena y sofríe un minuto más. Baja el fuego y deja pochar durante 5 minutos.

3) Añadir los pimientos y la cebolla: Sube el fuego nuevamente, añade los pimientos y la cebolla, y sofríe durante 2 minutos. Baja el fuego y deja pochar otros 5 minutos.

4) Añadir el calabacín: Añade el calabacín, salpimentar al gusto y añade orégano. Deja pochar a fuego medio hasta que todas las verduras estén tiernas, unos 15-20 minutos.

5) Añadir la salsa de tomate: Añade la salsa de tomate casera, mezcla bien y deja cocinar a fuego medio-bajo durante 5 minutos.

6) Cuajar los huevos: Haz pequeños huecos en el pisto y coloca en ellos los huevos. Tapa la sartén y deja que los huevos se cocinen a tu gusto.

7) Sirve el pisto de verduras con los huevos pochados encima.

Tiempo de preparación: Aproximadamente 40 minutos.

Porciones: 4 personas.

Sopa de calabaza y jengibre con semillas de calabaza

Ingredientes:

• 1 kg de calabaza (butternut nuez moscada o similar), pelada y cortada en cubos

• 1 cebolla mediana, picada

• 2 dientes de ajo, picados

• 2 cucharadas de jengibre fresco, rallado

• 1 litro de caldo de verduras

• 400 ml de leche de coco

• 2 cucharadas de aceite de oliva

- 1 cucharadita de comino molido

- 1/4 cucharadita de canela molida

- Sal y pimienta al gusto

- 1/4 taza de semillas de calabaza

Para decorar:

- Crema agria o yogur griego (opcional)

- Hojas de cilantro fresco

Instrucciones:

1) En una olla grande, calentar el aceite de oliva a fuego medio. Añadir la cebolla y cocinar hasta que esté transparente, unos 5 minutos.

2) Agregar el ajo y el jengibre rallado. Cocinar por 1 minuto más, hasta que esté fragante.

3) Añadir los cubos de calabaza, el comino y la canela. Remover para que se mezclen los sabores, cocinar por 2 minutos.

4) Verter el caldo de verduras. Llevar a ebullición, luego reducir el fuego y dejar cocinar a fuego lento durante 20 minutos o hasta que la calabaza esté tierna.

5) Mientras tanto, tostar las semillas de calabaza en una sartén seca a fuego medio, removiendo constantemente, hasta que estén doradas y crujientes, unos 3-5 minutos. Reservar.

6) Una vez que la calabaza esté tierna, retirar la olla del fuego y dejar enfriar ligeramente.

7) Usar una batidora de inmersión para triturar la sopa hasta que quede suave. Alternativamente, puedes usar una licuadora, procesando la sopa en lotes.

8) Volver a poner la olla en el fuego a temperatura baja. Añadir la leche de coco y remover hasta que se caliente uniformemente.

9) Ajustar el sabor con sal y pimienta.

10) Servir la sopa caliente en tazones, decorar con una cucharada de crema agria o yogur griego (si se usa), semillas de calabaza tostadas y hojas de cilantro fresco.

Tiempo de preparación: 15 minutos

Tiempo de cocción: 30 minutos

Tiempo total: 45 minutos

Porciones: 4 personas

Hamburguesa de portobello con queso de cabra y rúcula

Ingredientes:

- 4 setas portobello grandes

- 120g de queso de cabra

- 2 tazas de rúcula fresca

- 4 panes de hamburguesa integrales

- 1 cebolla roja mediana

- 2 cucharadas de aceite de oliva

- 2 cucharadas de vinagre balsámico

- 1 cucharadita de tomillo fresco picado

- 2 dientes de ajo picados

- Sal y pimienta negra al gusto

Para la salsa:

- 2 cucharadas de mayonesa

- 1 cucharada de mostaza de Dijon

- 1 cucharadita de miel

Instrucciones:

1) Limpiar las setas portobello con un paño húmedo y retirar los tallos (2 minutos).

2) En un bol pequeño, mezclar el aceite de oliva, el vinagre balsámico, el tomillo y el ajo picado (2 minutos).

3) Pincelar las setas con la mezcla de aceite y hierbas por ambos lados. Dejar marinar durante 10 minutos.

4) Mientras tanto, cortar la cebolla roja en aros finos (2 minutos).

5) Preparar la salsa mezclando la mayonesa, la mostaza y la miel en un bol pequeño (1 minuto).

6) Precalentar una parrilla o sartén a fuego medio-alto.

7) Cocinar las setas portobello durante 4-5 minutos por cada lado, hasta que estén tiernas.

8) Durante los últimos 2 minutos de cocción, colocar el queso de cabra sobre las setas para que se derrita ligeramente.

9) Tostar ligeramente los panes de hamburguesa.

10) Montar las hamburguesas: Untar la base del pan con la salsa, colocar la seta portobello con el queso de cabra, añadir los aros de cebolla roja y una generosa porción de rúcula. Cubrir con la parte superior del pan

11) Servir inmediatamente.

Tiempo de preparación: 15 minutos

Tiempo de cocción: 15 minutos

Tiempo total: 30 minutos

Porciones: 4 personas

Ensalada de col lombarda con manzana y nueces

Ingredientes:

• 1/2 col lombarda mediana (aproximadamente 500g)

• 1 manzana grande (preferiblemente ácida como Granny Smith)

- 100g de nueces

- 2 cucharadas de perejil fresco picado

Para el aderezo:

- 3 cucharadas de aceite de oliva virgen extra

- 2 cucharadas de vinagre de manzana

- 1 cucharada de miel

- 1 cucharadita de mostaza de Dijon

- Sal y pimienta negra al gusto

Instrucciones:

1) Lavar y cortar la col lombarda en tiras finas. Colocarla en un bol grande (5 minutos).

2) Lavar, descorazonar y cortar la manzana en juliana fina o en cubitos pequeños (2 minutos).

3) Picar las nueces groseramente (2 minutos).

4) Preparar el aderezo: En un tarro con tapa o un bol pequeño, mezclar el aceite de oliva, el vinagre de manzana, la miel, la mostaza, sal y pimienta. Agitar o batir bien hasta que emulsione (3 minutos).

5) Verter el aderezo sobre la col lombarda y masajear suavemente con las manos para que la col se ablande un poco (2 minutos).

6) Añadir la manzana, las nueces y el perejil a la ensalada. Mezclar bien (1 minuto).

7) Antes de servir, remover la ensalada y ajustar el condimento si es necesario.

Tiempo de preparación: 15 minutos

Tiempo de reposo: 30 minutos (opcional)

Tiempo total: 45 minutos

Porciones: 4 personas

Revuelto de tofu con espinacas y champiñones

Ingredientes:

- 400g de tofu firme
- 200g de espinacas frescas
- 200g de champiñones
- 1 cebolla pequeña
- 2 dientes de ajo
- 2 cucharadas de aceite de oliva
- 1/4 cucharadita de cúrcuma (para dar color)
- 1 cucharadita de pimentón dulce
- 2 cucharadas de levadura nutricional (opcional, para sabor a queso)
- Sal y pimienta negra al gusto
- 2 cucharadas de perejil fresco picado

Instrucciones:

1) Escurrir el tofu y envolverlo en papel absorbente o un paño limpio. Presionar suavemente para eliminar el exceso de líquido (3 minutos).

2) Picar la cebolla y el ajo finamente. Limpiar y cortar los champiñones en láminas (3 minutos).

3) En una sartén grande, calentar 1 cucharada de aceite de oliva a fuego medio. Añadir la cebolla y el ajo, y cocinar hasta que estén transparentes, unos 3-4 minutos.

4) Agregar los champiñones y cocinar por otros 3-4 minutos hasta que suelten su agua y se doren ligeramente.

5) Mientras tanto, desmenuzar el tofu con las manos o un tenedor hasta que tenga una textura similar a los huevos revueltos (2 minutos).

6) Añadir la cucharada restante de aceite a la sartén junto con el tofu desmenuzado. Incorporar la cúrcuma y el pimentón, removiendo bien para que el tofu tome color (2 minutos).

7) Agregar las espinacas y cocinar hasta que se marchiten, aproximadamente 2-3 minutos.

8) Añadir la levadura nutricional (si se usa), sal y pimienta al gusto. Mezclar bien todos los ingredientes (1 minuto).

9) Cocinar por 2-3 minutos más, removiendo ocasionalmente, hasta que el tofu esté caliente y ligeramente dorado.

10) Retirar del fuego y espolvorear con el perejil picado.

11) Servir inmediatamente.

Tiempo de preparación: 10 minutos

Tiempo de cocción: 15 minutos

Tiempo total: 25 minutos

Porciones: 4 personas

Wrap de lechuga con hummus y verduras asadas

Ingredientes:

• 1 lechuga grande (romana o mantecosa)

• 1 taza de hummus

• 1 pimiento rojo

• 1 calabacín mediano

• 1 berenjena pequeña

• 1 cebolla roja

• 2 cucharadas de aceite de oliva

• 1 cucharadita de tomillo seco

• Sal y pimienta al gusto

• 1/4 de taza de piñones (opcional)

Instrucciones:

1) Precalentar el horno a 200°C (5 minutos).

2) Lavar y cortar las verduras (pimiento, calabacín, berenjena y cebolla) en tiras o rodajas finas (5 minutos).

3) En un bol grande, mezclar las verduras cortadas con el aceite de oliva, tomillo, sal y pimienta (2 minutos).

4) Extender las verduras en una bandeja de horno y asarlas durante 20 minutos, removiendo a mitad de cocción para que el asado quede uniformemente.

5) Mientras tanto, separar y lavar cuidadosamente las hojas grandes de lechuga (3 minutos).

6) Si se usan piñones, tostarlos en una sartén seca a fuego medio durante 2-3 minutos, vigilando que no se quemen. Reservar.

7) Una vez que las verduras estén asadas, dejarlas enfriar ligeramente (5 minutos).

8) Para montar los wraps, extender una capa fina de hummus en el centro de cada hoja de lechuga (1 minuto por wrap).

9) Colocar una porción de las verduras asadas sobre el hummus (1 minuto por wrap).

10) Espolvorear con los piñones tostados, si se usan.

11) Doblar los lados de la hoja de lechuga sobre el relleno y enrollar desde la parte inferior, formando un wrap.

Tiempo de preparación: 15 minutos

Tiempo de cocción: 20 minutos

Tiempo total: 35 minutos

Porciones: 4 personas

Tofu salteado con brócoli y salsa de sésamo

Ingredientes:

- 400g de tofu firme

- 400g de brócoli

- 2 dientes de ajo picados

- 1 cucharada de jengibre fresco rallado

- 2 cucharadas de aceite vegetal

- 2 cucharadas de semillas de sésamo

Para la salsa:

- 3 cucharadas de salsa de soja

- 2 cucharadas de vinagre de arroz

- 1 cucharada de aceite de sésamo

- 1 cucharada de miel o sirope de agave

- 1 cucharadita de harina de maíz (maicena)

Instrucciones:

1) Cortar el tofu en cubos de 2-3 cm y secar bien con papel absorbente (5 minutos).

2) Cortar el brócoli en floretes pequeños y lavar (3 minutos).

3) Preparar la salsa: En un bol pequeño, mezclar la salsa de soja, el vinagre de arroz, el aceite de sésamo, la miel y la harina de maíz. Reservar (2 minutos).

4) En una sartén grande o wok, calentar 1 cucharada de aceite vegetal a fuego medio-alto. Añadir el tofu y saltear hasta que esté dorado por todos lados, unos 5-7 minutos. Retirar y reservar.

5) En la misma sartén, añadir la cucharada restante de aceite. Agregar el ajo y el jengibre, y saltear por 30 segundos.

6) Añadir el brócoli y saltear durante 3-4 minutos hasta que esté tierno pero crujiente.

7) Volver a añadir el tofu a la sartén. Verter la salsa y remover para cubrir todos los ingredientes. Cocinar por 2 minutos más o hasta que la salsa espese ligeramente.

8) Espolvorear con las semillas de sésamo justo antes de servir.

9) Servir caliente, idealmente acompañado de arroz blanco o integral.

Tiempo de preparación: 15 minutos

Tiempo de cocción: 15 minutos

Tiempo total: 30 minutos

Porciones: personas

Calabacín relleno de quinua y vegetales

Ingredientes:

• 4 calabacines medianos

• 1 taza de quinua

• 2 tazas de caldo de verduras

• 1 pimiento rojo, picado en cubitos

• 1 cebolla pequeña, picada finamente

• 1 zanahoria, rallada

• 2 dientes de ajo, picados

• 1/4 taza de aceite de oliva

• 1/4 taza de queso parmesano rallado (opcional)

• 2 cucharadas de perejil fresco picado

• Sal y pimienta al gusto

Instrucciones:

1) Precalentar el horno a 180°C (5 minutos).

2) Lavar los calabacines, cortarlos por la mitad longitudinalmente y vaciar el interior con una cuchara, dejando un borde de aproximadamente 1 cm (5 minutos).

3) En una olla, cocinar la quinua con el caldo de verduras según las instrucciones del paquete, generalmente 15-20 minutos hasta que esté tierna y haya absorbido todo el líquido.

4) Mientras tanto, en una sartén grande, calentar 2 cucharadas de aceite de oliva a fuego medio. Añadir la cebolla, el ajo, el pimiento y la zanahoria. Cocinar hasta que las verduras estén tiernas, aproximadamente 5-7 minutos.

5) Mezclar la quinua cocida con las verduras salteadas en un bol grande. Agregar el perejil picado, sal y pimienta al gusto. Si se usa queso parmesano, añadir la mitad en este momento (3 minutos).

6) Rellenar los calabacines con la mezcla de quinua y vegetales (5 minutos).

7) Colocar los calabacines rellenos en una bandeja para horno. Rociar con el aceite de oliva restante y espolvorear con el queso parmesano restante, si se usa (2 minutos).

8) Hornear durante 25-30 minutos, o hasta que los calabacines estén tiernos y el relleno esté caliente y ligeramente dorado en la superficie.

9) Dejar reposar 5 minutos antes de servir.

Tiempo de preparación: 20 minutos

Tiempo de cocción: 35-40 minutos

Tiempo total: 55-60 minutos

Porciones: 4 personas

Pechuga de pollo rellena de espinacas y queso feta

Ingredientes:

• 4 pechugas de pollo grandes

• 200g de espinacas frescas

• 150g de queso feta

- 2 dientes de ajo picados

- 2 cucharadas de aceite de oliva

- Sal y pimienta al gusto

- Hilo de cocina

Instrucciones:

1) Precalentar el horno a 180°C (5 minutos).

2) En una sartén, saltear las espinacas con el ajo picado y una cucharada de aceite de oliva hasta que estén tiernas, aproximadamente 3-4 minutos. Dejar enfriar (5 minutos).

3) Mientras se enfrían las espinacas, desmenuzar el queso feta y mezclarlo con las espinacas una vez que estén a temperatura ambiente (2 minutos).

4) Hacer un corte horizontal en cada pechuga de pollo para crear un bolsillo (2 minutos).

5) Rellenar cada pechuga con la mezcla de espinacas y queso feta (4 minutos).

6) Cerrar las pechugas con hilo de cocina para que el relleno no se salga (2 minutos).

7) Sazonar las pechugas con sal y pimienta (1 minuto).

8) Calentar la cucharada restante de aceite en una sartén y dorar las pechugas por ambos lados, aproximadamente 2-3 minutos por lado (5-6 minutos en total).

9) Transferir las pechugas a una bandeja de horno y hornear por 20-25 minutos o hasta que estén bien cocidas.

10) Dejar reposar 5 minutos antes de cortar y servir.

Tiempo de preparación: 15 minutos

Tiempo de cocción: 30-35 minutos

Tiempo total: 45-50 minutos

Porciones: 4 personas

Ensalada de atún con aguacate y huevo duro

Ingredientes:

• 2 latas de atún en agua, escurrido

• 2 aguacates maduros, cortados en cubos

• 4 huevos duros, pelados y cortados en trozos

• 1 pepino mediano, pelado y cortado en cubos

• 1/4 taza de cebolla morada, picada finamente

• 1/4 taza de apio, picado finamente

• 2 cucharadas de perejil fresco, picado

• Jugo de 1 limón

• 2 cucharadas de aceite de oliva

• Sal y pimienta al gusto

• Hojas de lechuga o espinaca para servir (opcional)

Instrucciones:

1) En un tazón grande, coloca el atún escurrido y desmenúzalo ligeramente con un tenedor.

2) Añade los aguacates cortados en cubos, los huevos duros, el pepino, la cebolla morada, el apio y el perejil picado. Mezcla suavemente para combinar todos los ingredientes.

3) En un tazón pequeño, mezcla el jugo de limón, el aceite de oliva, la sal y la pimienta. Vierte el aderezo sobre la ensalada de atún y mezcla con cuidado para no romper el aguacate.

4) Prueba la ensalada y ajusta la sazón si es necesario.

5) Sirve la ensalada sobre hojas de lechuga o espinaca si lo deseas, o sola en platos individuales.

Tiempo de preparación: 20 minutos.

Porciones: 4 personas.

Chili de pavo con frijoles negros y pimientos

Ingredientes:

- 400 g de carne molida de pavo (baja en grasa)
- 1 lata (400 g) de frijoles negros, escurridos y enjuagados
- 1 pimiento rojo, cortado en cubos
- 1 pimiento verde, cortado en cubos
- 1 cebolla mediana, picada
- 2 dientes de ajo, picados
- 1 lata (400 g) de tomates triturados
- 2 cucharadas de pasta de tomate
- 1 taza de caldo de pollo bajo en sodio
- 1 cucharada de chile en polvo
- 1 cucharadita de comino molido
- 1 cucharadita de pimentón ahumado
- 1 cucharadita de orégano seco
- 2 cucharadas de aceite de oliva
- Sal y pimienta al gusto
- Cilantro fresco picado para decorar

Instrucciones:

1) En una olla grande, calienta el aceite de oliva a fuego medio. Añade la cebolla picada y cocina durante 3-4 minutos hasta que esté suave.

2) Agrega el ajo picado y cocina por 1 minuto más.

3) Incorpora la carne molida de pavo y cocina, removiendo con frecuencia, hasta que esté bien dorada y cocida. Deshaz los grumos de carne con una cuchara de madera.

4) Añade los pimientos rojo y verde, y cocina durante 5 minutos, hasta que comiencen a ablandarse.

5) Agrega los frijoles negros, los tomates triturados, la pasta de tomate y el caldo de pollo. Remueve bien para integrar todos los ingredientes.

6) Añade el chile en polvo, el comino, el pimentón, el orégano, la sal y la pimienta. Mezcla bien y lleva el chili a ebullición.

7) Reduce el fuego a medio-bajo, tapa la olla y deja cocinar a fuego lento durante 20-25 minutos, removiendo ocasionalmente.

8) Ajusta la sazón si es necesario. Sirve caliente y decora con cilantro fresco picado si lo deseas.

Tiempo de preparación: 40 minutos.

Porciones: 4 personas.

Rollitos de pavo con espárragos y queso crema light

Ingredientes:

- 8 lonchas de pechuga de pavo (bajas en sodio)

- 16 espárragos verdes, limpios y sin la parte dura del tallo

- 100 g de queso crema light

- 1 cucharada de mostaza Dijon

- 1 cucharada de jugo de limón fresco

- 1 cucharadita de ajo en polvo

- 1 cucharada de aceite de oliva

- Sal y pimienta al gusto

- Perejil fresco picado para decorar (opcional)

Instrucciones:

1) En un tazón pequeño, mezcla el queso crema light con la mostaza Dijon, el jugo de limón y el ajo en polvo. Añade sal y pimienta al gusto y mezcla bien hasta obtener una crema homogénea. Reserva.

2) Cocina los espárragos al vapor durante 3-4 minutos, o hasta que estén tiernos, pero aún crujientes. Retira del fuego y sumérgelos en agua fría para detener la cocción. Escúrrelos y sécalos con papel de cocina.

3) Coloca una loncha de pavo sobre una superficie plana y unta con una cucharada de la mezcla de queso crema. Coloca 2 espárragos en el extremo de la loncha de pavo y enrolla con cuidado, asegurando que los espárragos queden bien envueltos. Repite el proceso con todas las lonchas de pavo.

4) En una sartén grande, calienta el aceite de oliva a fuego medio. Coloca los rollitos de pavo en la sartén y cocina durante 2-3 minutos por cada lado, o hasta que estén dorados y calientes por completo.

5) Retira los rollitos de la sartén y colócalos en un plato para servir. Decora con perejil fresco picado si lo deseas.

Tiempo de preparación: Aproximadamente 20 minutos.

Porciones: 4 personas.

Sopa fría de pepino y aguacate

Ingredientes:

- 2 pepinos grandes, pelados y cortados en trozos

- 2 aguacates maduros

- 1/2 taza de yogur griego natural sin azúcar

- 1 taza de caldo de verduras bajo en sodio, frío

- 1/4 taza de jugo de limón fresco

- 2 cucharadas de cebolla morada, picada

- 1 diente de ajo pequeño, picado

- 2 cucharadas de aceite de oliva

- 2 cucharadas de hojas de menta fresca, picadas (opcional)

- Sal y pimienta al gusto

- Cubos de pepino y aguacate, o menta fresca para decorar (opcional)

Instrucciones:

1) En una licuadora, combina los pepinos, los aguacates, el yogur griego, el caldo de verduras, el jugo de limón, la cebolla morada, el ajo y el aceite de oliva. Mezcla hasta obtener una textura suave y homogénea.

2) Agrega sal y pimienta al gusto. Si deseas, incorpora las hojas de menta fresca y mezcla nuevamente hasta que estén bien integradas.

3) Prueba la sopa y ajusta la sazón con más sal, pimienta o jugo de limón si es necesario.

4) Refrigera la sopa durante al menos 1 hora antes de servir, para que esté bien fría y los sabores se mezclen.

5) Sirve la sopa fría en tazones individuales. Si lo deseas, decora con cubos de pepino y aguacate, o con algunas hojas de menta fresca.

Tiempo de preparación: Aproximadamente 15 minutos (más 1 hora de refrigeración).

Porciones: 4 personas.

Berenjenas rellenas de carne magra y verduras

Ingredientes:

- 2 berenjenas grandes, cortadas a lo largo y vaciadas (reserva la pulpa)

- 300 g de carne magra de res o pavo, molida

- 1 cebolla mediana, picada

- 2 dientes de ajo, picados

- 1 pimiento rojo, cortado en cubos pequeños

- 1 calabacín pequeño, cortado en cubos

- 1 tomate grande, cortado en cubos

- 1 cucharada de pasta de tomate

- 2 cucharadas de aceite de oliva

- 1 cucharadita de orégano seco

- 1 cucharadita de comino molido

- Sal y pimienta al gusto

- 1/4 taza de queso rallado bajo en grasa (opcional)

- Perejil fresco picado para decorar (opcional)

Instrucciones:

1) Precalienta el horno a 200°C (400°F).

2) Coloca las mitades de berenjena en una bandeja para hornear, rocía con un poco de aceite de oliva y hornea durante 15 minutos, hasta que estén ligeramente tiernas. Retira del horno y reserva.

3) En una sartén grande, calienta 1 cucharada de aceite de oliva a fuego medio. Añade la cebolla y el ajo picados y cocina durante 2-3 minutos, hasta que estén suaves y fragantes.

4) Añade la carne molida y cocina, removiendo con frecuencia, hasta que esté bien dorada y cocida. Escurre el exceso de grasa, si es necesario.

5) Agrega el pimiento rojo, el calabacín y la pulpa de berenjena picada a la sartén. Cocina durante 5-7 minutos, removiendo ocasionalmente, hasta que las verduras estén tiernas.

6) Incorpora el tomate, la pasta de tomate, el orégano, el comino, la sal y la pimienta. Cocina a fuego medio-bajo durante 5 minutos más, removiendo ocasionalmente, hasta que todos los ingredientes estén bien mezclados.

7) Rellena las mitades de berenjena con la mezcla de carne y verduras. Si lo deseas, espolvorea con un poco de queso rallado bajo en grasa.

8) Vuelve a colocar las berenjenas rellenas en la bandeja y hornea durante 15-20 minutos, hasta que estén bien cocidas y el queso esté derretido y dorado.

9) Retira del horno y deja reposar durante unos minutos. Decora con perejil fresco picado antes de servir, si lo deseas.

Tiempo de preparación: Aproximadamente 45 minutos.

Porciones: 4 personas.

Curry de lentejas rojas con coliflor y espinacas

Ingredientes:

- 1 taza de lentejas rojas, lavadas y escurridas
- 1/2 coliflor, cortada en floretes pequeños
- 2 tazas de espinacas frescas
- 1 cebolla mediana, picada
- 2 dientes de ajo, picados
- 1 cucharada de jengibre fresco rallado
- 1 lata (400 ml) de leche de coco ligera
- 2 tazas de caldo de verduras bajo en sodio
- 1 lata (400 g) de tomates triturados
- 2 cucharadas de aceite de oliva
- 1 cucharada de curry en polvo
- 1 cucharadita de cúrcuma en polvo
- 1 cucharadita de comino molido
- 1/2 cucharadita de pimentón dulce
- Sal y pimienta al gusto
- Cilantro fresco picado para decorar (opcional)

Instrucciones:

1) En una olla grande, calienta el aceite de oliva a fuego medio. Añade la cebolla picada y cocina durante 3-4 minutos, hasta que esté transparente.

2) Agrega el ajo picado y el jengibre rallado, y cocina durante 1 minuto más, removiendo constantemente.

3) Añade el curry en polvo, la cúrcuma, el comino y el pimentón. Cocina las especias durante 1-2 minutos, removiendo, hasta que liberen su aroma.

4) Incorpora las lentejas rojas, los tomates triturados, la leche de coco y el caldo de verduras. Mezcla bien y lleva a ebullición.

5) Añade los floretes de coliflor y reduce el fuego a medio-bajo. Cocina a fuego lento durante 20-25 minutos, removiendo ocasionalmente, hasta que las lentejas estén tiernas y la coliflor cocida.

6) Agrega las espinacas frescas y cocina por 2-3 minutos más, hasta que se marchiten.

7) Ajusta la sal y la pimienta al gusto.

8) Sirve el curry caliente en platos hondos, decorado con cilantro fresco picado, si lo deseas.

Tiempo de preparación: Aproximadamente 35 minutos.

Porciones: 4 personas.

Tortilla de claras con champiñones y queso bajo en grasa

Ingredientes:

• 8 claras de huevo

• 200 g de champiñones frescos, laminados

• 1/4 taza de queso rallado bajo en grasa (como mozzarella o queso suizo)

• 1 cebolla pequeña, picada

• 1 cucharada de perejil fresco, picado (opcional)

• 1 cucharada de aceite de oliva

• Sal y pimienta al gusto

Instrucciones:

1) En un tazón, bate ligeramente las claras de huevo con una pizca de sal y pimienta. Reserva.

2) En una sartén antiadherente grande, calienta el aceite de oliva a fuego medio. Añade la cebolla picada y cocina durante 2-3 minutos, o hasta que esté tierna y ligeramente dorada.

3) Agrega los champiñones laminados a la sartén y cocina durante 5-7 minutos, removiendo ocasionalmente, hasta que estén dorados y hayan soltado su líquido.

4) Reduce el fuego a medio-bajo y vierte las claras de huevo batidas sobre la mezcla de champiñones y cebolla. Cocina sin remover durante unos minutos, hasta que las claras comiencen a cuajar en los bordes.

5) Espolvorea el queso rallado bajo en grasa sobre la tortilla y tapa la sartén. Cocina a fuego bajo durante 3-4 minutos, o hasta que las claras estén completamente cocidas y el queso se haya derretido.

6) Dobla la tortilla por la mitad y deslízala con cuidado en un plato.

7) Sirve la tortilla caliente, decorada con perejil fresco picado si lo deseas.

Tiempo de preparación: Aproximadamente 15 minutos.

Porciones: 4 personas.

Ensalada de espinacas con pavo, nueces y vinagreta de frambuesa

Ingredientes:

• 200 g de espinacas frescas, lavadas y escurridas

• 200 g de pechuga de pavo cocida, cortada en tiras o cubos

• 1/4 taza de nueces, ligeramente tostadas y picadas

• 1/4 taza de queso feta desmenuzado (opcional)

• 1/2 taza de frambuesas frescas

• 1/2 pepino, cortado en rodajas finas

Para la vinagreta de frambuesa:

• 1/4 taza de frambuesas frescas

• 3 cucharadas de aceite de oliva

• 2 cucharadas de vinagre de manzana

• 1 cucharada de jugo de limón fresco

- 1 cucharadita de mostaza Dijon

- 1-2 cucharaditas de edulcorante natural (como stevia o eritritol) al gusto

- Sal y pimienta al gusto

Instrucciones:

1) Para hacer la vinagreta de frambuesa, coloca las frambuesas, el aceite de oliva, el vinagre de manzana, el jugo de limón, la mostaza, el edulcorante, la sal y la pimienta en una licuadora o procesador de alimentos. Mezcla hasta obtener una vinagreta suave y homogénea. Ajusta la sazón al gusto y reserva.

2) En un tazón grande, coloca las espinacas, las tiras de pavo, las nueces tostadas, el queso feta (si lo usas), las frambuesas y el pepino en rodajas.

3) Vierte la vinagreta de frambuesa sobre la ensalada y mezcla bien para que todos los ingredientes queden impregnados con el aderezo.

4) Sirve la ensalada de inmediato, decorando con algunas frambuesas adicionales y nueces por encima, si lo deseas.

Tiempo de preparación: 15 minutos.

Porciones: 4 personas.

Salmón al horno con costra de almendras y brócoli al vapor

Ingredientes:

- 4 filetes de salmón (aproximadamente 150 g cada uno)

- 1/2 taza de almendras molidas

- 2 cucharadas de perejil fresco, picado

- 2 dientes de ajo, picados

- 2 cucharadas de mostaza Dijon

- 1 cucharada de jugo de limón fresco

- 1 cucharada de aceite de oliva

- Sal y pimienta al gusto

• 500 g de brócoli, cortado en floretes

Instrucciones:

1) Precalienta el horno a 200°C (400°F) y forra una bandeja para hornear con papel pergamino.

2) En un tazón pequeño, mezcla las almendras molidas, el perejil, el ajo picado, la sal y la pimienta. Reserva.

3) En otro tazón, combina la mostaza Dijon, el jugo de limón y 1 cucharada de aceite de oliva. Unta esta mezcla sobre la parte superior de cada filete de salmón.

4) Espolvorea la mezcla de almendras sobre el salmón, presionando ligeramente para que se adhiera bien.

5) Coloca los filetes de salmón en la bandeja preparada y hornea durante 12-15 minutos, o hasta que el salmón esté cocido y la costra esté dorada y crujiente.

6) Mientras se hornea el salmón, cocina el brócoli al vapor durante 5-7 minutos, o hasta que esté tierno, pero aún crujiente.

7) Sirve el salmón con costra de almendras acompañado del brócoli al vapor. Si deseas, puedes rociar un poco de jugo de limón adicional sobre el brócoli antes de servir.

Tiempo de preparación: 30 minutos.

Porciones: 4 personas.

Salmón asado con ensalada de brócoli

Ingredientes:

• 4 filetes de salmón (de aproximadamente 170-200 g cada uno)

• 1 brócoli grande, cortado en floretes

• 2 cucharadas de aceite de oliva

• 2 dientes de ajo, picados

- Jugo de 1 limón

- Sal y pimienta al gusto

- Semillas de sésamo para decorar (opcional)

Instrucciones:

1) Precalienta el horno a 200°C.

2) En una bandeja para hornear, coloca los filetes de salmón y sazónalos con sal, pimienta y jugo de limón. Asegúrate de que estén bien cubiertos. Deja marinar durante unos minutos mientras preparas la ensalada de brócoli.

3) En una olla grande con agua hirviendo, blanquea los floretes de brócoli durante aproximadamente 2-3 minutos, o hasta que estén tiernos, pero aún crujientes. Retira el brócoli del agua y enjuágalo con agua fría para detener la cocción. Escurre bien.

4) En una sartén grande, calienta 1 cucharada de aceite de oliva a fuego medio. Agrega los dientes de ajo picados y saltea durante aproximadamente 1 minuto, hasta que estén fragantes.

5) Agrega los floretes de brócoli a la sartén y saltea durante 2-3 minutos, revolviendo ocasionalmente. El brócoli debe estar ligeramente dorado, pero aún crujiente. Retira del fuego y reserva.

6) Mientras tanto, en una sartén o parrilla, calienta 1 cucharada de aceite de oliva a fuego medio-alto. Coloca los filetes de salmón en la sartén con la piel hacia abajo y cocínalos durante aproximadamente 4-5 minutos por cada lado, o hasta que estén dorados por fuera y cocidos en el centro. El tiempo de cocción puede variar según el grosor de los filetes.

7) Una vez que el salmón esté cocido, retíralo del fuego y déjalo reposar durante unos minutos.

8) En un tazón grande, mezcla los floretes de brócoli salteados con un poco de jugo de limón adicional, sal y pimienta al gusto.

9) Sirve los filetes de salmón asado con una porción de ensalada de brócoli en cada plato. Opcionalmente, espolvorea semillas de sésamo por encima para decorar.

Tiempo de preparación: Aproximadamente 30 minutos

Porciones: 4 personas

Pollo a la parrilla con vegetales salteados

Ingredientes:

- 4 pechugas de pollo deshuesadas y sin piel

- 2 cucharadas de aceite de oliva

- Jugo de 1 limón

- 2 dientes de ajo, picados

- 1 cucharadita de paprika o pimentón ahumado

- Sal y pimienta al gusto

- 2 zanahorias, cortadas en rodajas

- 1 calabacín, cortado en rodajas

- 1 pimiento rojo, cortado en tiras

- 1 pimiento verde, cortado en tiras

- 1 cebolla, cortada en rodajas

- Hierbas frescas como tomillo o romero para decorar (opcional)

Instrucciones:

1) En un tazón, mezcla el aceite de oliva, el jugo de limón, el ajo picado, la paprika o pimentón ahumado, la sal y la pimienta. Esta mezcla será el adobo para el pollo.

2) Coloca las pechugas de pollo en un recipiente y vierte el adobo sobre ellas. Asegúrate de que estén bien cubiertas con el adobo. Deja marinar durante al menos 15 minutos, o puedes refrigerarlas durante unas horas para obtener un sabor más intenso.

3) Precalienta la parrilla a fuego medio-alto.

4) Mientras tanto, en una sartén grande, calienta un poco de aceite de oliva a fuego medio. Agrega las zanahorias, el calabacín, los pimientos y la cebolla.

Saltea los vegetales durante aproximadamente 5-7 minutos, o hasta que estén tiernos, pero aún crujientes. Condimenta con sal y pimienta al gusto. Retira los vegetales de la sartén y reserva.

5) En la parrilla caliente, coloca las pechugas de pollo marinadas. Cocina cada lado durante aproximadamente 6-8 minutos, o hasta que el pollo esté bien cocido y tenga marcas de parrilla. El tiempo de cocción puede variar según el grosor de las pechugas de pollo.

6) Una vez que el pollo esté cocido, retíralo de la parrilla y déjalo reposar durante unos minutos antes de cortarlo en rodajas.

7) Sirve las pechugas de pollo a la parrilla con una porción de vegetales salteados en cada plato. Opcionalmente, decora con hierbas frescas como tomillo o romero.

Tiempo de preparación: Aproximadamente 30 minutos

Porciones: 4 personas

Ensalada griega de pepino y tomate con queso feta

Ingredientes:

• 2 pepinos grandes, pelados y cortados en rodajas o cubos

• 4 tomates medianos, cortados en rodajas o cubos

• 1/2 cebolla roja, cortada en rodajas finas

• 200 g de queso feta, desmenuzado

• 1/4 de taza de aceitunas kalamata, sin hueso y cortadas por la mitad

• 2 cucharadas de aceite de oliva extra virgen

• Jugo de 1 limón

• 1 cucharadita de orégano seco

• Sal y pimienta al gusto

• Opcional: hojas de menta fresca para decorar

Instrucciones:

1) En un tazón grande, combina los pepinos, los tomates, la cebolla roja, el queso feta y las aceitunas kalamata.

2) En un recipiente aparte, mezcla el aceite de oliva, el jugo de limón, el orégano seco, la sal y la pimienta. Bate los ingredientes hasta que estén bien combinados.

3) Vierte el aderezo sobre la ensalada y mezcla suavemente para asegurarte de que todos los ingredientes estén cubiertos de manera uniforme.

4) Prueba la ensalada y ajusta el sazón con sal y pimienta según sea necesario.

5) Si lo deseas, decora la ensalada con hojas de menta fresca para realzar el sabor.

6) Sirve la ensalada griega de pepino y tomate con queso feta de inmediato o refrigérala durante unos minutos para que los sabores se mezclen y se enfríe ligeramente.

Tiempo de preparación: Aproximadamente 15 minutos

Porciones: 4 personas

Curry de garbanzos con arroz integral

Ingredientes:

• 2 tazas de garbanzos cocidos (puedes utilizar garbanzos enlatados, enjuagados y escurridos)

• 1 cebolla grande, picada

• 3 dientes de ajo, picados

• 1 trozo de jengibre fresco (aproximadamente 2 cm), rallado

• 2 tomates medianos, picados

• 1 lata de leche de coco (400 ml)

• 2 cucharadas de pasta de curry (puedes ajustar la cantidad según tu preferencia de picante)

• 1 cucharadita de cúrcuma en polvo

- 1 cucharadita de comino en polvo

- 1 cucharadita de cilantro en polvo

- Sal al gusto

- 2 cucharadas de aceite de oliva

- 2 tazas de arroz integral cocido

- Hojas de cilantro fresco para decorar (opcional)

Instrucciones:

1) En una olla grande, calienta el aceite de oliva a fuego medio. Agrega la cebolla picada y cocínala hasta que esté transparente y ligeramente dorada.

2) Añade el ajo picado y el jengibre rallado a la olla. Cocina por unos minutos hasta que estén fragantes.

3) Agrega los tomates picados y cocina por unos minutos hasta que se ablanden.

4) Añade la pasta de curry, la cúrcuma en polvo, el comino en polvo y el cilantro en polvo a la olla. Revuelve bien para combinar todos los ingredientes y cocínalos durante aproximadamente 2 minutos para liberar los sabores de las especias.

5) Agrega los garbanzos cocidos a la olla y mezcla para cubrirlos con la salsa de curry.

6) Vierte la leche de coco en la olla y mezcla nuevamente. Deja que la mezcla hierva suavemente y luego reduce el fuego a bajo. Cocina a fuego lento durante unos 10-15 minutos para permitir que los sabores se mezclen y el curry se espese ligeramente. Ajusta la sal al gusto.

7) Mientras tanto, cocina el arroz integral según las instrucciones del paquete.

8) Una vez que el curry de garbanzos esté listo y el arroz integral esté cocido, sirve el curry sobre el arroz en platos individuales.

9) Opcionalmente, decora con hojas de cilantro fresco antes de servir.

Tiempo de preparación: Aproximadamente 30 minutos

Porciones: 4 personas

Hamburguesas de frijoles negros con ensalada de col rizada

Ingredientes:

Hamburguesas de frijoles negros:

- 2 latas de frijoles negros (400 g cada una), enjuagados y escurridos
- 1 cebolla pequeña, picada finamente
- 2 dientes de ajo, picados
- 1/2 taza de pan rallado
- 1 cucharadita de comino en polvo
- 1 cucharadita de pimentón ahumado
- Sal y pimienta al gusto
- 2 cucharadas de aceite de oliva

Ensalada de col rizada:

- 4 tazas de col rizada, sin tallos y cortada en trozos pequeños
- 1 zanahoria grande, rallada
- 1 manzana verde, cortada en cubos
- 1/4 de taza de nueces picadas
- 2 cucharadas de vinagre de manzana
- 2 cucharadas de aceite de oliva
- Sal y pimienta al gusto

Instrucciones:

1) En un tazón grande, coloca los frijoles negros y machácalos con un tenedor o un triturador de papas hasta obtener una mezcla gruesa. No es necesario que estén completamente triturados, deben quedar algunos trozos de frijoles para obtener textura.

2) Agrega la cebolla picada, el ajo picado, el pan rallado, el comino en polvo, el pimentón ahumado, la sal y la pimienta a la mezcla de frijoles negros.

Mezcla bien todos los ingredientes hasta que estén completamente combinados.

3) Divide la mezcla en 4 porciones y forma hamburguesas con las manos, presionando suavemente para que se mantengan juntas.

4) Calienta el aceite de oliva en una sartén grande a fuego medio-alto. Coloca las hamburguesas de frijoles negros en la sartén y cocina durante aproximadamente 4-5 minutos por cada lado, o hasta que estén doradas y crujientes por fuera.

5) Mientras las hamburguesas se cocinan, prepara la ensalada de col rizada. En un tazón grande, mezcla la col rizada, la zanahoria rallada, la manzana verde en cubos y las nueces picadas.

6) En un recipiente aparte, combina el vinagre de manzana, el aceite de oliva, la sal y la pimienta. Bate los ingredientes hasta que estén bien combinados y vierte el aderezo sobre la ensalada. Mezcla bien para que todos los ingredientes se cubran con el aderezo.

7) Una vez que las hamburguesas estén listas, retíralas del fuego y déjalas reposar durante unos minutos.

8) Sirve las hamburguesas de frijoles negros sobre una cama de ensalada de col rizada.

Tiempo de preparación: Aproximadamente 30 minutos

Porciones: 4 personas

Ensalada de quinua, frijoles y aguacate

Ingredientes:

- 1 taza de quinua

- 2 tazas de agua

- 1 lata de frijoles negros, enjuagados y escurridos

- 1 aguacate grande, cortado en cubitos

- 1 tomate grande, cortado en cubitos

- 1/2 cebolla roja, finamente picada

- 1/4 de taza de cilantro fresco, picado

- Jugo de 1 limón

- 2 cucharadas de aceite de oliva

- Sal y pimienta al gusto

Instrucciones:

1) Enjuaga la quinua bajo agua fría para eliminar cualquier residuo amargo. Luego, coloca la quinua en una cacerola con 2 tazas de agua y lleva a ebullición. Reduce el fuego, tapa la cacerola y cocina a fuego lento durante unos 15 minutos, o hasta que la quinua esté tierna y haya absorbido todo el líquido. Retira del fuego y deja reposar tapada durante 5 minutos. Después, revuelve la quinua con un tenedor y déjala enfriar.

2) En un tazón grande, combina los frijoles negros, el aguacate, el tomate, la cebolla roja y el cilantro.

3) Agrega la quinua enfriada al tazón y mezcla suavemente todos los ingredientes.

4) En un recipiente pequeño, mezcla el jugo de limón, el aceite de oliva, la sal y la pimienta. Bate los ingredientes hasta que estén bien combinados.

5) Vierte el aderezo sobre la ensalada y mezcla nuevamente para asegurarte de que todos los ingredientes estén cubiertos uniformemente.

6) Prueba la ensalada y ajusta el sazón con sal y pimienta según sea necesario.

7) Sirve la ensalada de quinua, frijoles y aguacate de inmediato o refrigérala durante unas horas antes de servir para que los sabores se mezclen.

Tiempo de preparación: Aproximadamente 25 minutos

Porciones: 4 personas

Recuerda que los tiempos de preparación son estimados y pueden variar dependiendo de tu velocidad en la cocina y de los equipos utilizados.

Salmón al horno con coles de bruselas asadas

Ingredientes:

- 4 filetes de salmón (aproximadamente 150 g cada uno)

- 2 cucharadas de aceite de oliva

- Jugo de 1 limón

- 2 dientes de ajo, picados

- 1 cucharadita de ralladura de limón

- Sal y pimienta al gusto

- Opcional: hojas de perejil fresco para decorar

Instrucciones:

1) Precalienta el horno a 200°C.

2) En una bandeja de horno, coloca las coles de Bruselas cortadas por la mitad. Rocíalas con aceite de oliva y jugo de limón. Espolvorea sal y pimienta al gusto. Mezcla bien para asegurarte de que todas las coles de Bruselas estén cubiertas con el aderezo.

3) Coloca los filetes de salmón en otra bandeja de horno forrada con papel de hornear. Espolvorea sal, pimienta, ajo picado y ralladura de limón sobre los filetes. Puedes agregar un poco de aceite de oliva si lo deseas.

4) Coloca ambas bandejas en el horno precalentado. Hornea las coles de Bruselas durante aproximadamente 20-25 minutos, o hasta que estén tiernas y doradas. Al mismo tiempo, hornea el salmón durante aproximadamente 12-15 minutos, o hasta que esté cocido, pero aún jugoso en el centro.

5) Una vez que las coles de Bruselas y el salmón estén listos, retíralos del horno.

6) Sirve los filetes de salmón con las coles de Bruselas asadas en platos individuales. Opcionalmente, decora con hojas de perejil fresco antes de servir.

Tiempo de preparación: Aproximadamente 30 minutos

Porciones: 4 personas

Arroz frito de coliflor con vegetales mixtos

Ingredientes:

- 1 cabeza grande de coliflor

- 2 zanahorias, cortadas en cubitos

- 1 pimiento rojo, cortado en cubitos

- 1 pimiento amarillo, cortado en cubitos

- 1 cebolla, picada

- 3 dientes de ajo, picados

- 2 huevos, batidos

- 3 cucharadas de salsa de soja baja en sodio

- 2 cucharadas de aceite de sésamo

- 2 cucharadas de aceite vegetal

- Sal y pimienta al gusto

- Opcional: cebollino fresco picado para decorar

Instrucciones:

1) Corta la coliflor en floretes y luego utiliza un procesador de alimentos para triturarla hasta que tenga una textura similar al arroz.

2) Calienta el aceite vegetal en una sartén grande o wok a fuego medio-alto. Agrega la cebolla y el ajo picados y saltea hasta que estén tiernos y fragantes.

3) Agrega las zanahorias, los pimientos rojo y amarillo a la sartén. Cocina por unos minutos hasta que los vegetales estén ligeramente tiernos, pero aún crujientes.

4) Empuja los vegetales hacia un lado de la sartén y agrega los huevos batidos al otro lado. Revuelve los huevos hasta que estén cocidos y luego mézclalos con los vegetales.

5) Agrega la coliflor rallada a la sartén. Vierte la salsa de soja y el aceite de sésamo sobre la coliflor. Mezcla bien todos los ingredientes hasta que estén combinados y la coliflor esté ligeramente cocida.

6) Cocina el arroz frito de coliflor durante unos 5-7 minutos, revolviendo constantemente, hasta que los vegetales estén tiernos, pero aún crujientes. Ajusta el sazón con sal y pimienta al gusto.

7) Una vez que el arroz frito de coliflor esté listo, retíralo del fuego y sírvelo en platos individuales.

8) Opcionalmente: decora con cebollino fresco picado antes de servir.

Tiempo de preparación: Aproximadamente 30 minutos

Porciones: 4 personas

Tacos de camarones con ensalada de repollo

Ingredientes:

Tacos de camarones:

- 500 g de camarones, pelados y desvenados

- 2 cucharadas de aceite de oliva

- 2 dientes de ajo, picados

- 1 cucharadita de comino en polvo

- 1 cucharadita de pimentón ahumado

- Sal y pimienta al gusto

- 8 tortillas de maíz o harina (preferiblemente de trigo integral)

- Opcional: rodajas de limón y hojas de cilantro para decorar

Ensalada de repollo:

- 4 tazas de repollo morado o blanco, rallado o cortado en tiras finas

- 1 zanahoria grande, rallada

- 1/4 de taza de cilantro fresco, picado

- 2 cucharadas de vinagre de manzana

- 2 cucharadas de jugo de limón

• 1 cucharada de aceite de oliva

• Sal y pimienta al gusto

Instrucciones:

1) En un tazón, mezcla los camarones con el aceite de oliva, el ajo picado, el comino en polvo, el pimentón ahumado, la sal y la pimienta. Asegúrate de que los camarones estén bien cubiertos con las especias y marina durante unos minutos mientras preparas la ensalada.

2) Para la ensalada de repollo, en otro tazón grande, combina el repollo rallado, la zanahoria rallada y el cilantro picado.

3) En un recipiente aparte, mezcla el vinagre de manzana, el jugo de limón, el aceite de oliva, la sal y la pimienta. Bate los ingredientes hasta que estén bien combinados y vierte el aderezo sobre la ensalada de repollo. Mezcla bien para que todos los ingredientes se cubran con el aderezo. Deja reposar la ensalada mientras cocinas los camarones.

4) Calienta una sartén grande a fuego medio-alto. Agrega los camarones marinados a la sartén y cocínalos durante aproximadamente 2-3 minutos por cada lado, o hasta que estén rosados y bien cocidos.

5) Calienta las tortillas en una sartén o en el microondas.

6) Para armar los tacos, coloca algunos camarones en cada tortilla caliente. Agrega una porción de ensalada de repollo encima de los camarones.

7) Opcionalmente: decora con rodajas de limón y hojas de cilantro fresco antes de servir.

Tiempo de preparación: Aproximadamente 30 minutos

Porciones: 4 personas

Pollo al horno con patatas dulces y espárragos

Ingredientes:

• 4 filetes de pechuga de pollo

• 2 patatas dulces, peladas y cortadas en trozos

- 1 manojo de espárragos, extremos inferiores eliminados

- 2 cucharadas de aceite de oliva

- 2 dientes de ajo, picados

- 1 cucharadita de romero seco

- 1 cucharadita de pimentón ahumado

- Sal y pimienta al gusto

- Opcional: rodajas de limón para decorar

Instrucciones:

1) Precalienta el horno a 200°C.

2) En una bandeja de horno, coloca las patatas dulces cortadas en trozos y los espárragos. Rocía aceite de oliva sobre las verduras y sazona con ajo picado, romero seco, pimentón ahumado, sal y pimienta. Mezcla bien para asegurarte de que las verduras estén bien cubiertas con el aderezo.

3) Coloca los filetes de pechuga de pollo en otra bandeja de horno forrada con papel de hornear. Rocía aceite de oliva sobre los filetes y sazonar con sal, pimienta y tus especias favoritas.

4) Coloca ambas bandejas en el horno precalentado. Hornea las patatas dulces y los espárragos durante aproximadamente 20-25 minutos, o hasta que estén tiernos y ligeramente dorados. Al mismo tiempo, hornea el pollo durante aproximadamente 15-20 minutos, o hasta que esté bien cocido y jugoso.

5) Una vez que las patatas dulces, los espárragos y el pollo estén listos, retíralos del horno.

6) Sirve los filetes de pollo con las patatas dulces y los espárragos en platos individuales. Opcionalmente, decora con rodajas de limón antes de servir.

Tiempo de preparación: Aproximadamente 40 minutos

Porciones: 4 personas

Ensalada de espinacas con fresas y queso de cabra

Ingredientes:

• 8 tazas de espinacas frescas

• 2 tazas de fresas, lavadas y cortadas en rodajas

• 1 taza de queso de cabra desmenuzado

• 1/2 taza de nueces picadas

• 1/4 taza de vinagre balsámico

• 2 cucharadas de aceite de oliva

• 1 cucharada de miel

• Sal y pimienta al gusto

Instrucciones:

1) En un tazón grande, combina las espinacas, las fresas, el queso de cabra y las nueces picadas. Mezcla suavemente para combinar los ingredientes.

2) En un recipiente aparte, prepara el aderezo mezclando el vinagre balsámico, el aceite de oliva, la miel, la sal y la pimienta. Bate bien hasta que esté bien incorporado.

3) Vierte el aderezo sobre la ensalada y mezcla nuevamente para asegurarte de que todos los ingredientes estén cubiertos de manera uniforme.

4) Sirve la ensalada inmediatamente y disfruta.

Tiempo de preparación: 15 minutos

Porciones: 4 personas

Ensalada de atún con aguacate y arroz integral

Ingredientes:

• 2 latas de atún en agua, escurrido

• 2 aguacates maduros, cortados en cubos

• 2 tazas de arroz integral cocido

- 1/2 cebolla roja, picada en trozos pequeños

- 1 pimiento rojo, cortado en cubos

- 1 zanahoria, rallada

- 1/4 taza de cilantro fresco picado

- Jugo de 1 limón

- 2 cucharadas de aceite de oliva

- Sal y pimienta al gusto

Instrucciones:

1) En un tazón grande, combina el atún desmenuzado, los cubos de aguacate, el arroz integral, la cebolla roja picada, el pimiento rojo, la zanahoria rallada y el cilantro fresco. Mezcla suavemente para combinar los ingredientes.

2) En un recipiente aparte, prepara el aderezo mezclando el jugo de limón, el aceite de oliva, la sal y la pimienta. Bate bien hasta que esté bien incorporado.

3) Vierte el aderezo sobre la ensalada y mezcla nuevamente para asegurarte de que todos los ingredientes estén cubiertos de manera uniforme.

4) Sirve la ensalada inmediatamente o refrigérala durante un tiempo para que se enfríe antes de servir.

Tiempo de preparación: 20 minutos

Porciones: 4 personas

Calabacín relleno de carne molida y queso

Ingredientes:

- 4 calabacines medianos

- 500 g de carne molida (puede ser de res, cerdo o pollo)

- 1 cebolla, picada en trozos pequeños

- 2 dientes de ajo, picados

• 1 taza de queso rallado (puede ser queso cheddar, mozzarella u otro de tu preferencia)

• 2 cucharadas de aceite de oliva

• Sal y pimienta al gusto

• Opcional: especias como orégano, tomillo o perejil para sazonar la carne

Instrucciones:

1) Precalienta el horno a 200°C (400°F).

2) Lava los calabacines y córtalos por la mitad a lo largo. Retira la pulpa de cada mitad con una cuchara, dejando un hueco en el centro para el relleno. Reserva la pulpa del calabacín.

3) En una sartén grande, calienta el aceite de oliva a fuego medio. Agrega la cebolla y el ajo picados y cocínalos hasta que estén dorados y fragantes.

4) Agrega la carne molida a la sartén y cocínala hasta que esté bien dorada y cocida. Añade la pulpa del calabacín picada y cocínala junto con la carne por unos minutos. Si deseas, sazona la carne con especias como orégano, tomillo o perejil, y añade sal y pimienta al gusto.

5) Rellena cada mitad de calabacín con la mezcla de carne y pulpa. Colócalos en una bandeja para hornear.

6) Espolvorea el queso rallado sobre los calabacines rellenos.

7) Hornea los calabacines durante aproximadamente 20-25 minutos, o hasta que estén tiernos y el queso esté derretido y dorado.

8) Retira los calabacines del horno y déjalos reposar unos minutos antes de servir.

Tiempo de preparación: 40 minutos

Porciones: 4 personas

Sopa de pollo y vegetales

Ingredientes:

- 2 pechugas de pollo sin piel

- 8 tazas de caldo de pollo (preferiblemente bajo en sodio)

- 2 zanahorias, peladas y cortadas en rodajas

- 2 ramas de apio, cortadas en trozos pequeños

- 1 cebolla, picada en trozos pequeños

- 2 dientes de ajo, picados

- 1 taza de judías verdes, cortadas en trozos pequeños

- 1 taza de col rizada, picada en trozos pequeños

- 1/2 cucharadita de tomillo seco

- 1/2 cucharadita de romero seco

- Sal y pimienta al gusto

- Jugo de limón fresco para servir (opcional)

Instrucciones:

1) En una olla grande, agrega el caldo de pollo y lleva a ebullición a fuego medio-alto.

2) Agrega las pechugas de pollo a la olla y cocina hasta que estén bien cocidas y tiernas, aproximadamente 15-20 minutos. Retira las pechugas de pollo de la olla y colócalas en un plato aparte. Deja que se enfríen un poco y luego desmenúzalas en trozos pequeños.

3) Mientras tanto, agrega las zanahorias, el apio, la cebolla y el ajo a la olla con el caldo de pollo. Cocina a fuego medio durante unos 10 minutos, o hasta que las verduras estén tiernas.

4) Agrega las judías verdes y la col rizada a la olla y cocina por otros 5 minutos.

5) Vuelve a agregar el pollo desmenuzado a la olla. Añade el tomillo, el romero, la sal y la pimienta al gusto. Cocina por unos minutos más para que los sabores se mezclen.

6) Prueba la sopa y ajusta la sazón según sea necesario.

7) Sirve la sopa caliente. Si deseas, exprime un poco de jugo de limón fresco sobre cada porción antes de servir para realzar el sabor.

Tiempo de preparación: 30 minutos

Porciones: 4 personas

Tofu salteado con brócoli y zanahorias

Ingredientes:

- 450 g de tofu firme, cortado en cubos

- 2 tazas de brócoli, cortado en floretes pequeños

- 2 zanahorias, peladas y cortadas en rodajas finas

- 1 pimiento rojo, cortado en tiras delgadas

- 3 cucharadas de salsa de soja (opción baja en sodio)

- 2 cucharadas de aceite de sésamo

- 2 dientes de ajo, picados

- 1 cucharadita de jengibre fresco rallado

- 2 cucharadas de semillas de sésamo (opcional)

- Sal y pimienta al gusto

Instrucciones:

1) En una sartén grande, calienta 1 cucharada de aceite de sésamo a fuego medio-alto.

2) Agrega el tofu a la sartén y cocina hasta que esté dorado y crujiente por todos lados. Esto puede tomar alrededor de 10 minutos. Retira el tofu de la sartén y colócalo en un plato aparte.

3) En la misma sartén, agrega la otra cucharada de aceite de sésamo y añade el ajo y el jengibre rallado. Cocina por 1 minuto, hasta que estén fragantes.

4) Agrega las zanahorias y el brócoli a la sartén y saltea durante unos 5 minutos, hasta que las verduras estén tiernas, pero aún crujientes.

5) Agrega el pimiento rojo y continúa salteando por otros 2-3 minutos.

6) Vuelve a agregar el tofu a la sartén y vierte la salsa de soja sobre los ingredientes. Revuelve bien para asegurarte de que todo esté cubierto con la salsa de soja.

7) Cocina por otros 2-3 minutos para calentar el tofu y permitir que los sabores se mezclen. Asegúrate de que todos los ingredientes estén bien cocidos, pero aún mantengan su textura.

8) Retira la sartén del fuego y espolvorea las semillas de sésamo por encima, si lo deseas.

9) Prueba y ajusta la sazón con sal y pimienta según sea necesario.

10) Sirve el tofu salteado con brócoli y zanahorias caliente como plato principal o como guarnición.

Tiempo de preparación: 25 minutos

Porciones: 4 personas

Pollo con limón y hierbas con ensalada de espinacas

Ingredientes

Para el pollo con limón y hierbas:

• 4 pechugas de pollo sin piel

• Jugo de 2 limones

• 2 cucharadas de aceite de oliva

• 2 dientes de ajo, picados

• 1 cucharada de perejil fresco picado

• 1 cucharadita de tomillo seco

• Sal y pimienta al gusto

Ingredientes para la ensalada de espinacas:

• 8 tazas de espinacas frescas

• 1 taza de tomates cherry, cortados por la mitad

• 1/2 taza de pepino, cortado en rodajas

• 1/4 taza de cebolla roja, picada en trozos pequeños

• 1/4 taza de aceite de oliva

• 2 cucharadas de vinagre de vino tinto

• Sal y pimienta al gusto

Instrucciones:

1) En un tazón, mezcla el jugo de limón, el aceite de oliva, el ajo picado, el perejil, el tomillo, la sal y la pimienta. Esta mezcla será el adobo para el pollo.

2) Coloca las pechugas de pollo en un plato y vierte el adobo sobre ellas. Asegúrate de que estén bien cubiertas. Deja marinar durante al menos 15 minutos para que los sabores se mezclen.

3) Mientras tanto, en un tazón grande, combina las espinacas, los tomates cherry, el pepino y la cebolla roja para hacer la ensalada. Mezcla bien los ingredientes.

4) En otro recipiente, prepara el aderezo para la ensalada mezclando el aceite de oliva, el vinagre de vino tinto, la sal y la pimienta. Bate bien hasta que esté bien incorporado.

5) Precalienta una sartén grande a fuego medio-alto. Agrega las pechugas de pollo marinadas y cocina durante aproximadamente 6-8 minutos por cada lado, o hasta que estén bien cocidas y doradas por fuera. El tiempo de cocción puede variar según el grosor de las pechugas.

6) Retira las pechugas de pollo de la sartén y déjalas reposar unos minutos antes de cortarlas en rodajas.

7) Vierte el aderezo sobre la ensalada y mezcla nuevamente para asegurarte de que todos los ingredientes estén cubiertos de manera uniforme.

8) Sirve la ensalada de espinacas en platos individuales y coloca las rodajas de pollo encima.

Tiempo de preparación: Aproximadamente 30 minutos

Porciones: 4 personas

Ensalada de lentejas con tomate y pepino

Ingredientes:

- 2 tazas de lentejas cocidas (pueden ser lentejas verdes o pardinas)
- 1 pepino, cortado en cubos
- 2 tomates, cortados en cubos
- 1 cebolla roja, picada en trozos pequeños
- 1/4 taza de perejil fresco, picado
- 2 cucharadas de jugo de limón fresco
- 2 cucharadas de aceite de oliva
- Sal y pimienta al gusto

Instrucciones:

1) En un tazón grande, combina las lentejas cocidas, el pepino, el tomate, la cebolla roja y el perejil. Mezcla bien todos los ingredientes.

2) En otro recipiente más pequeño, prepara el aderezo mezclando el jugo de limón, el aceite de oliva, la sal y la pimienta. Bate bien hasta que estén bien incorporados.

3) Vierte el aderezo sobre la ensalada de lentejas y mezcla nuevamente para asegurarte de que todos los ingredientes estén cubiertos de manera uniforme.

4) Prueba la ensalada y ajusta la sazón con sal y pimienta según sea necesario.

5) Deja reposar la ensalada en el refrigerador durante al menos 30 minutos antes de servir, para que los sabores se mezclen y se enfríe adecuadamente.

6) Sirve la ensalada de lentejas con tomate y pepino como plato principal o como guarnición. También puedes agregar hojas de lechuga o espinacas frescas si lo deseas.

Tiempo de preparación: 15 minutos

Porciones: 4 personas

Ensalada de col rizada con manzana y nueces

Ingredientes:

- 1 manojo grande de col rizada, sin tallos y picada en trozos pequeños

- 1 manzana verde, cortada en rodajas finas

- 1/2 taza de nueces, picadas

- 1/4 taza de pasas

- 2 cucharadas de jugo de limón fresco

- 2 cucharadas de aceite de oliva

- 1 cucharada de miel o jarabe de arce (opcional)

- Sal y pimienta al gusto

Instrucciones:

1) En un tazón grande, agrega la col rizada picada. Masajea la col rizada con las manos durante unos minutos para ablandarla ligeramente y mejorar su textura.

2) Agrega las rodajas de manzana, las nueces y las pasas al tazón con la col rizada.

3) En otro recipiente más pequeño, prepara el aderezo mezclando el jugo de limón, el aceite de oliva, la miel o el jarabe de arce (si lo deseas), la sal y la pimienta. Bate bien hasta que estén bien incorporados.

4) Vierte el aderezo sobre la ensalada de col rizada y mezcla bien para asegurarte de que todos los ingredientes estén cubiertos de manera uniforme.

5) Prueba la ensalada y ajusta la sazón con sal y pimienta según sea necesario.

6) Deja reposar la ensalada en el refrigerador durante al menos 10 minutos antes de servir, para que los sabores se mezclen y se enfríe adecuadamente.

7) Sirve la ensalada de col rizada con manzana y nueces como plato principal o como guarnición. Puedes agregar otros ingredientes opcionales, como queso feta desmenuzado o semillas de girasol, si lo deseas.

Tiempo de preparación: 15 minutos

Porciones: 4 personas

Ensalada de aguacate con pollo y tomate

Ingredientes:

- 2 pechugas de pollo, cocidas y desmenuzadas

- 2 aguacates maduros, cortados en cubos

- 2 tomates medianos, cortados en cubos

- 1/2 cebolla roja, picada en trozos pequeños

- 1/4 taza de cilantro fresco, picado

- Jugo de 1 limón

- 2 cucharadas de aceite de oliva

- Sal y pimienta al gusto

Instrucciones:

1) En un tazón grande, combina el pollo desmenuzado, los cubos de aguacate, los cubos de tomate, la cebolla roja picada y el cilantro. Mezcla bien todos los ingredientes.

2) En otro recipiente más pequeño, prepara el aderezo mezclando el jugo de limón, el aceite de oliva, la sal y la pimienta. Bate bien hasta que estén bien incorporados.

3) Vierte el aderezo sobre la ensalada de aguacate y pollo y mezcla nuevamente para asegurarte de que todos los ingredientes estén cubiertos de manera uniforme.

4) Prueba la ensalada y ajusta la sazón con sal y pimienta según sea necesario.

5) Deja reposar la ensalada en el refrigerador durante al menos 10 minutos antes de servir, para que los sabores se mezclen y se enfríe adecuadamente.

6) Sirve la ensalada de aguacate con pollo y tomate como plato principal o como guarnición. Puedes servirla sobre una cama de lechuga o espinacas frescas si lo deseas.

Tiempo de preparación: 20 minutos

Porciones: 4 personas

Sopa de tomate y albahaca

Ingredientes:

- 1 kg de tomates maduros, cortados en trozos

- 1 cebolla, picada en trozos pequeños

- 2 dientes de ajo, picados

- 2 tazas de caldo de verduras (preferiblemente bajo en sodio)

- 1/4 taza de albahaca fresca, picada

- 2 cucharadas de aceite de oliva

- Sal y pimienta al gusto

- Crutones o pan tostado para acompañar (opcional)

Instrucciones:

1) En una olla grande, calienta el aceite de oliva a fuego medio. Agrega la cebolla y el ajo, y cocina hasta que estén tiernos y ligeramente dorados.

2) Añade los tomates troceados a la olla y revuélvelos con la cebolla y el ajo. Cocina durante unos minutos hasta que los tomates se ablanden.

3) Agrega el caldo de verduras a la olla y lleva la mezcla a ebullición. Reduce el fuego y deja que la sopa hierva a fuego lento durante unos 15-20 minutos para que los sabores se mezclen.

4) Retira la olla del fuego y permite que la sopa se enfríe ligeramente antes de procesarla.

5) Con una licuadora de mano o en un procesador de alimentos, tritura la sopa hasta obtener una textura suave y homogénea. Si prefieres una sopa más espesa, puedes dejar algunos trozos de tomate sin triturar.

6) Vuelve a calentar la sopa en la olla a fuego medio-bajo. Agrega la albahaca picada y remueve bien. Cocina durante unos minutos más para que la albahaca se incorpore a la sopa.

7) Prueba la sopa y ajusta la sazón con sal y pimienta según sea necesario.

8) Sirve la sopa de tomate y albahaca caliente. Si lo deseas, puedes acompañarla con crutones o pan tostado.

Tiempo de preparación: 30 minutos

Porciones: 4 personas

Pollo al curry con arroz integral

Ingredientes:

• 4 pechugas de pollo deshuesadas y sin piel, cortadas en trozos

• 2 cucharadas de aceite de oliva

• 1 cebolla mediana, picada

• 3 dientes de ajo, picados

• 2 cucharadas de pasta de curry (puedes ajustar la cantidad según tu preferencia de picante)

• 1 cucharadita de cúrcuma en polvo

• 1 cucharadita de comino en polvo

• 1 lata de leche de coco (400 ml)

• 1 taza de caldo de pollo

• Sal y pimienta al gusto

• 2 tazas de arroz integral cocido

Instrucciones:

1) En una sartén grande, calienta el aceite de oliva a fuego medio-alto. Agrega la cebolla picada y el ajo, y cocina hasta que estén dorados y fragantes.

2) Añade los trozos de pollo a la sartén y cocínalos hasta que estén dorados por todos los lados.

3) Agrega la pasta de curry, la cúrcuma y el comino en polvo al pollo. Cocina por unos minutos más, revolviendo bien para asegurarte de que el pollo esté cubierto con las especias.

4) Vierte la leche de coco y el caldo de pollo en la sartén. Reduce el fuego a medio-bajo y deja que la mezcla hierva a fuego lento durante unos 15-20 minutos, o hasta que el pollo esté bien cocido y tierno. Asegúrate de revolver ocasionalmente.

5) Mientras tanto, prepara el arroz integral siguiendo las instrucciones del paquete.

6) Una vez que el pollo esté cocido y tierno, sazonar con sal y pimienta al gusto.

7) Sirve el pollo al curry sobre una porción de arroz integral cocido.

Tiempo de preparación: Aproximadamente 30 minutos

Porciones: 4 personas

Lomo de cerdo asado con manzanas y cebolla

Ingredientes:

• 1 lomo de cerdo (aproximadamente 1 kg)

• Sal y pimienta al gusto

• 2 cucharadas de aceite de oliva

• 2 cebollas grandes, cortadas en rodajas

• 2 manzanas, peladas y cortadas en rodajas

- 2 cucharadas de mostaza Dijon

- 2 cucharadas de miel

- 1 taza de caldo de pollo

Instrucciones:

1) Precalienta el horno a 180°C.

2) Salpimienta el lomo de cerdo por todos lados.

3) Calienta el aceite de oliva en una sartén grande a fuego medio-alto. Agrega el lomo de cerdo y dóralo por todos lados para sellar los jugos.

4) Retira el lomo de cerdo de la sartén y colócalo en una bandeja de horno.

5) En la misma sartén, agrega las rodajas de cebolla y manzana, y cocínalas hasta que estén doradas y caramelizadas.

6) Coloca las rodajas de cebolla y manzana sobre el lomo de cerdo en la bandeja de horno.

7) En un tazón pequeño, mezcla la mostaza Dijon y la miel. Unta esta mezcla sobre el lomo de cerdo, cubriendo bien la superficie.

8) Vierte el caldo de pollo alrededor del lomo de cerdo en la bandeja.

9) Cubre la bandeja con papel de aluminio y colócala en el horno precalentado. Asa durante aproximadamente 1 hora, o hasta que el lomo de cerdo esté cocido y tierno. Puedes verificar la cocción insertando un termómetro de cocina en la parte más gruesa del lomo; la temperatura interna debe alcanzar los 63-68°C.

10) Una vez que el lomo de cerdo esté cocido, retira el papel de aluminio y aumenta la temperatura del horno a 220°C. Asa durante otros 10-15 minutos, o hasta que el lomo esté dorado y caramelizado en la superficie.

11) Retira el lomo de cerdo del horno y déjalo reposar durante unos minutos antes de cortarlo en rodajas.

12) Sirve el lomo de cerdo asado con las rodajas de manzana y cebolla, y puedes acompañarlo con verduras al vapor o una ensalada.

Tiempo de preparación: Aproximadamente 1 hora y 30 minutos

Porciones: 4 personas

Hamburguesas de pavo con ensalada de espinacas y arándanos

Ingredientes:

Para las hamburguesas de pavo:

- 500 g de carne molida de pavo

- 1 cebolla pequeña, finamente picada

- 2 dientes de ajo, picados

- 1 huevo

- 1/4 de taza de pan rallado

- 1 cucharadita de sal

- 1/2 cucharadita de pimienta

- 1 cucharadita de orégano seco

- 1 cucharadita de comino molido

- Aceite de oliva (para cocinar)

Para la ensalada de espinacas y arándanos:

- 4 tazas de espinacas frescas

- 1/2 taza de arándanos frescos o congelados

- 1/4 de taza de nueces picadas

- 1/4 de taza de queso feta desmenuzado

- 2 cucharadas de vinagre balsámico

- 2 cucharadas de aceite de oliva

- Sal y pimienta al gusto

Instrucciones:

1) En un tazón grande, mezcla la carne molida de pavo, la cebolla picada, el ajo, el huevo, el pan rallado, la sal, la pimienta, el orégano y el comino. Amasa bien la mezcla hasta que todos los ingredientes estén combinados.

2) Divide la mezcla en 4 porciones y forma hamburguesas con las manos.

3) Calienta un poco de aceite de oliva en una sartén grande a fuego medio-alto. Cocina las hamburguesas de pavo durante unos 5-6 minutos por cada lado, o hasta que estén bien cocidas y doradas. Asegúrate de voltearlas con cuidado para que no se rompan.

4) Mientras las hamburguesas se cocinan, prepara la ensalada. En un tazón grande, combina las espinacas frescas, los arándanos, las nueces picadas y el queso feta desmenuzado.

5) En otro tazón pequeño, mezcla el vinagre balsámico, el aceite de oliva, la sal y la pimienta. Vierte esta vinagreta sobre la ensalada y mezcla bien para asegurarte de que todos los ingredientes estén cubiertos.

6) Sirve las hamburguesas de pavo sobre un lecho de ensalada de espinacas y arándanos.

Tiempo de preparación: Aproximadamente 40 minutos

Porciones: 4 personas

Ensalada de remolacha y naranja

Ingredientes:

• 4 remolachas medianas, cocidas y cortadas en rodajas finas

• 2 naranjas, peladas y cortadas en gajos

• 4 tazas de hojas verdes mixtas (como espinacas, rúcula o lechuga)

• 1/2 taza de nueces picadas

• 1/4 de taza de queso de cabra desmenuzado (opcional)

• 2 cucharadas de vinagre balsámico

• 2 cucharadas de aceite de oliva

• Sal y pimienta al gusto

Instrucciones:

1) En un tazón grande, combina las rodajas de remolacha, los gajos de naranja y las hojas verdes mixtas.

2) Agrega las nueces picadas y el queso de cabra desmenuzado a la ensalada (si lo estás utilizando).

3) En otro tazón pequeño, mezcla el vinagre balsámico, el aceite de oliva, la sal y la pimienta. Puedes ajustar las cantidades de vinagre y aceite según tus preferencias de sabor.

4) Vierte la vinagreta sobre la ensalada y mezcla bien para asegurarte de que todos los ingredientes estén cubiertos.

5) Sirve la ensalada de remolacha y naranja en platos individuales.

Tiempo de preparación: Aproximadamente 20 minutos

Porciones: 4 personas

Ensalada de espinacas con huevo poché y aguacate

Ingredientes:

• 8 tazas de espinacas frescas

• 2 aguacates maduros, cortados en rodajas

• 4 huevos

• 1 cucharada de vinagre blanco

• 1/4 de taza de tomates cherry, cortados por la mitad

• 1/4 de taza de nueces picadas

• 2 cucharadas de aceite de oliva

• Jugo de medio limón

• Sal y pimienta al gusto

Instrucciones:

1) Lava y seca las espinacas y colócalas en un tazón grande.

2) Agrega las rodajas de aguacate, los tomates cherry cortados por la mitad y las nueces picadas a las espinacas.

3) En una cacerola pequeña, lleva agua a hervir y agrega el vinagre blanco.

4) Rompe suavemente un huevo en un tazón pequeño sin romper la yema.

5) Crea un remolino en el agua caliente con una cuchara y desliza suavemente el huevo en el centro del remolino. Esto ayudará a que el huevo mantenga su forma redonda.

6) Cocina el huevo poché durante unos 3-4 minutos hasta que la clara esté cocida pero la yema aún esté líquida. Repite el proceso para los otros huevos.

7) Mientras se cocinan los huevos, en otro tazón pequeño, mezcla el aceite de oliva, el jugo de limón, la sal y la pimienta para hacer una vinagreta.

8) Vierte la vinagreta sobre la ensalada y mezcla bien para asegurarte de que todos los ingredientes estén cubiertos.

9) Divide la ensalada en platos individuales y coloca un huevo poché encima de cada porción.

10) Espolvorea un poco de sal y pimienta sobre los huevos poché y sirve de inmediato.

Tiempo de preparación: Aproximadamente 20 minutos

Porciones: 4 personas

Pollo al horno con brócoli y zanahorias

Ingredientes:

• 4 pechugas de pollo deshuesadas y sin piel

• 2 tazas de brócoli cortado en floretes

• 2 zanahorias grandes, peladas y cortadas en rodajas

• 2 cucharadas de aceite de oliva

• 2 dientes de ajo, picados

- 1 cucharadita de tomillo seco

- 1 cucharadita de romero seco

- Sal y pimienta al gusto

- Jugo de medio limón

Instrucciones:

1) Precalienta el horno a 200°C.

2) Coloca las pechugas de pollo en una bandeja para hornear y sazónalas con sal y pimienta al gusto.

3) En un tazón pequeño, mezcla el aceite de oliva, el ajo picado, el tomillo y el romero.

4) Vierte la mezcla de aceite de oliva sobre las pechugas de pollo, asegurándote de cubrir todas las partes.

5) En la misma bandeja para hornear, agrega el brócoli y las zanahorias alrededor del pollo. Rocía un poco de aceite de oliva sobre las verduras y sazónalas con sal y pimienta al gusto.

6) Exprime el jugo de medio limón sobre el pollo y las verduras.

7) Hornea durante aproximadamente 25-30 minutos, o hasta que el pollo esté bien cocido y las verduras estén tiernas. Puedes verificar la cocción del pollo insertando un termómetro de cocina en la parte más gruesa de la pechuga; la temperatura interna debe alcanzar los 75°C.

8) Una vez que el pollo esté listo, retira la bandeja del horno y deja que el pollo repose durante unos minutos antes de cortarlo en rodajas.

9) Sirve el pollo al horno con las verduras de brócoli y zanahorias. Puedes rociar un poco de jugo de limón adicional sobre el pollo antes de servir.

Tiempo de preparación: Aproximadamente 40 minutos

Porciones: 4 personas

Lasaña de calabacín con carne y queso

Ingredientes:

• 2 calabacines grandes

• 500 g de carne molida (puede ser de res, cerdo o pollo)

• 1 cebolla pequeña, picada

• 2 dientes de ajo, picados

• 1 taza de salsa de tomate

• 1 cucharadita de orégano seco

• 1 cucharadita de albahaca seca

• 1/2 cucharadita de comino molido

• Sal y pimienta al gusto

• 1 taza de queso mozzarella rallado

• 1/4 de taza de queso parmesano rallado

• Hojas de albahaca fresca (opcional, para decorar)

Instrucciones:

1) Precalienta el horno a 180°C.

2) Corta los calabacines en rodajas finas y ponlas a un lado.

3) En una sartén grande, cocina la carne molida a fuego medio-alto hasta que esté dorada y bien cocida. Añade la cebolla y el ajo, y cocina por unos minutos hasta que estén tiernos.

4) Agrega la salsa de tomate, el orégano, la albahaca y el comino a la sartén. Revuelve bien para combinar todos los ingredientes. Cocina a fuego medio durante 5-10 minutos para que los sabores se mezclen. Añade sal y pimienta al gusto.

5) En una fuente para horno, coloca una capa de rodajas de calabacín en el fondo. Luego, agrega una capa de la mezcla de carne y salsa de tomate. Espolvorea una capa de queso mozzarella rallado. Repite estos pasos hasta

que hayas utilizado todo el calabacín y la mezcla de carne. Termina con una capa de queso mozzarella y espolvorea queso parmesano rallado por encima.

6) Cubre la fuente con papel de aluminio y hornea durante aproximadamente 30 minutos. Luego, retira el papel de aluminio y hornea por otros 10-15 minutos, o hasta que el queso esté dorado y burbujeante.

7) Retira del horno y deja reposar durante unos minutos antes de servir. Decora con hojas de albahaca fresca si lo deseas.

Tiempo de preparación: Aproximadamente 1 hora

Porciones: 4 personas

Ensalada de quinua con manzana y nueces

Ingredientes:

• 1 taza de quinua

• 2 tazas de agua

• 1 manzana verde, cortada en cubos

• 1/2 taza de nueces picadas

• 1/4 de taza de cilantro fresco, picado

• 1/4 de taza de jugo de limón

• 2 cucharadas de aceite de oliva

• Sal y pimienta al gusto

• Hojas de lechuga o rúcula para servir (opcional)

Instrucciones:

1) Enjuaga la quinua bajo agua fría para eliminar cualquier residuo amargo. Luego, coloca la quinua en una cacerola con 2 tazas de agua y lleva a ebullición.

2) Reduce el fuego a bajo y cocina la quinua tapada durante unos 15-20 minutos, o hasta que esté tierna y se haya absorbido el agua. Retira del fuego y deja reposar tapada durante 5 minutos.

3) Mientras tanto, en un tazón grande, mezcla la manzana verde cortada en cubos, las nueces picadas y el cilantro fresco.

4) En otro tazón pequeño, prepara el aderezo mezclando el jugo de limón, el aceite de oliva, la sal y la pimienta. Puedes ajustar las cantidades según tus preferencias de sabor.

5) Agrega la quinua cocida al tazón con la mezcla de manzana, nueces y cilantro. Vierte el aderezo sobre la ensalada y mezcla bien para combinar todos los ingredientes.

6) Si lo deseas, puedes servir la ensalada de quinua sobre hojas de lechuga o rúcula para una presentación más llamativa.

7) Sirve la ensalada de quinua con manzana y nueces como plato principal o como acompañamiento. Puedes disfrutarla tibia o fría, según tu preferencia.

Tiempo de preparación: Aproximadamente 20 minutos

Porciones: 4 personas

Curry de pollo con espinacas y garbanzos

Ingredientes:

• 500 g de pechugas de pollo, cortadas en trozos

• 1 cebolla grande, picada

• 3 dientes de ajo, picados

• 1 cucharada de jengibre fresco rallado

• 2 cucharadas de pasta de curry (puedes ajustar la cantidad según tu preferencia de picante)

• 1 lata de tomates en cubitos (400 g)

• 1 lata de leche de coco (400 ml)

• 1 lata de garbanzos, enjuagados y escurridos (400 g)

• 2 tazas de espinacas frescas

• 2 cucharadas de aceite de coco o aceite vegetal

• Sal al gusto

• Jugo de lima y hojas de cilantro para decorar (opcional)

• Arroz integral cocido, para servir

Instrucciones:

1) Calienta el aceite de coco o el aceite vegetal en una cacerola grande a fuego medio-alto. Agrega la cebolla y cocínala hasta que esté dorada y tierna.

2) Agrega el ajo picado y el jengibre rallado a la cacerola y cocina por 1-2 minutos más, hasta que los aromas se liberen.

3) Añade la pasta de curry a la cacerola y mezcla bien con la cebolla, el ajo y el jengibre. Cocina por unos minutos para que los sabores se desarrollen.

4) Agrega los trozos de pollo a la cacerola y cocínalos hasta que estén dorados por todos lados.

5) Añade los tomates en cubitos a la cacerola y mezcla bien. Reduce el fuego a medio-bajo y cocina durante unos minutos para que los sabores se mezclen.

6) Vierte la leche de coco en la cacerola y revuelve para combinar todos los ingredientes. Cocina a fuego lento durante 15-20 minutos, o hasta que el pollo esté cocido y tierno.

7) Agrega los garbanzos escurridos y las espinacas frescas a la cacerola. Cocina por unos minutos más hasta que las espinacas se marchiten.

8) Prueba el curry y agrega sal según sea necesario.

9) Retira el curry de pollo con espinacas y garbanzos del fuego. Si lo deseas, exprime un poco de jugo de lima fresco sobre el curry y decora con hojas de cilantro picadas.

10) Sirve el curry de pollo con espinacas y garbanzos sobre arroz integral cocido.

Tiempo de preparación: Aproximadamente 40 minutos

Porciones: 4 personas

Sopa de verduras y lentejas

Ingredientes:

- 1 taza de lentejas secas
- 1 cebolla grande, picada
- 2 zanahorias grandes, cortadas en cubos
- 2 tallos de apio, cortados en rodajas
- 2 dientes de ajo, picados
- 1 calabacín mediano, cortado en cubos
- 4 tazas de caldo de verduras
- 2 tazas de espinacas frescas
- 1 cucharadita de comino molido
- 1 cucharadita de pimentón ahumado
- Sal y pimienta al gusto
- 2 cucharadas de aceite de oliva
- Jugo de limón y cilantro picado para decorar (opcional)

Instrucciones:

1) Enjuaga las lentejas secas bajo agua fría y escúrrelas.

Calienta el aceite de oliva en una olla grande a fuego medio. Agrega la cebolla picada y cocínala hasta que esté transparente.

2) Añade el ajo picado, las zanahorias y el apio a la olla. Cocina por unos minutos hasta que las verduras comiencen a ablandarse.

3) Agrega las lentejas enjuagadas, el calabacín, el comino molido y el pimentón ahumado a la olla. Revuelve para combinar todos los ingredientes.

4) Vierte el caldo de verduras en la olla y lleva la sopa a ebullición. Reduce el fuego a medio-bajo, tapa la olla y deja que la sopa hierva a fuego lento durante aproximadamente 30-40 minutos, o hasta que las lentejas estén tiernas.

5) Añade las espinacas frescas a la olla y cocina por unos minutos más hasta que se marchiten.

6) Prueba la sopa y sazónala con sal y pimienta al gusto.

7) Retira la sopa de verduras y lentejas del fuego. Si lo deseas, exprime un poco de jugo de limón fresco sobre la sopa y decora con cilantro picado.

8) Sirve la sopa caliente y disfrútala como plato principal o como acompañamiento. Puedes servirla con pan integral o una ensalada fresca.

Tiempo de preparación: Aproximadamente 1 hora

Porciones: 4 personas

Ensalada de pollo con uvas y nueces

Ingredientes:

- 2 pechugas de pollo, cocidas y desmenuzadas

- 2 tazas de uvas sin semillas, cortadas por la mitad

- 1/2 taza de nueces picadas

- 4 tazas de mezcla de lechugas o espinacas

- 1/4 de taza de queso feta desmenuzado (opcional)

- 2 cucharadas de aceite de oliva

- 2 cucharadas de vinagre balsámico

- 1 cucharadita de mostaza Dijon

- Sal y pimienta al gusto

Instrucciones:

1) En un tazón grande, mezcla las pechugas de pollo desmenuzadas, las uvas cortadas por la mitad, las nueces picadas y la mezcla de lechugas o espinacas.

2) En otro tazón pequeño, prepara el aderezo mezclando el aceite de oliva, el vinagre balsámico, la mostaza Dijon, la sal y la pimienta. Mezcla bien los ingredientes del aderezo.

3) Vierte el aderezo sobre la ensalada de pollo, uvas y nueces. Mezcla suavemente para asegurarte de que todos los ingredientes estén cubiertos con el aderezo.

4) Si deseas, espolvorea queso feta desmenuzado sobre la ensalada para darle un toque adicional de sabor.

5) Sirve la ensalada de pollo con uvas y nueces como plato principal o como acompañamiento. Puedes disfrutarla de inmediato o refrigerarla durante un tiempo para que los sabores se mezclen.

Tiempo de preparación: Aproximadamente 15 minutos

Porciones: 4 personas

Ensalada de zanahoria y manzana con aderezo de mostaza

Ingredientes:

Para la ensalada:

• 4 zanahorias grandes, ralladas

• 2 manzanas verdes, ralladas

• 1/2 taza de pasas

• 1/4 de taza de nueces picadas

• 4 tazas de mezcla de lechugas o espinacas

Para el aderezo de mostaza:

• 3 cucharadas de aceite de oliva

• 2 cucharadas de vinagre de manzana

• 1 cucharada de mostaza Dijon

• 1 cucharadita de miel (opcional)

• Sal y pimienta al gusto

Instrucciones:

1) En un tazón grande, mezcla las zanahorias ralladas, las manzanas ralladas, las pasas, las nueces picadas y la mezcla de lechugas o espinacas.

2) En otro tazón pequeño, prepara el aderezo mezclando el aceite de oliva, el vinagre de manzana, la mostaza Dijon, la miel (si lo deseas), la sal y la pimienta. Mezcla bien los ingredientes del aderezo.

3) Vierte el aderezo sobre la ensalada de zanahoria y manzana. Mezcla suavemente para asegurarte de que todos los ingredientes estén cubiertos con el aderezo.

4) Sirve la ensalada de zanahoria y manzana como plato principal o como acompañamiento. Puedes disfrutarla de inmediato o refrigerarla durante un tiempo para que los sabores se mezclen.

Tiempo de preparación: Aproximadamente 15 minutos

Porciones: 4 personas

Pollo a la parrilla con ensalada de col rizada y aguacate

Ingredientes:

Para el pollo a la parrilla:

- 4 pechugas de pollo deshuesadas y sin piel

- 2 cucharadas de aceite de oliva

- Jugo de 1 limón

- 2 dientes de ajo, picados

- Sal y pimienta al gusto

Para la ensalada de col rizada y aguacate:

- 1 manojo grande de col rizada, sin tallos y picada en trozos pequeños

- 1 aguacate maduro, cortado en cubos

- 1/4 de taza de nueces picadas

- 1/4 de taza de queso feta desmenuzado (opcional)

- 2 cucharadas de aceite de oliva

- Jugo de 1 limón

- Sal y pimienta al gusto

Instrucciones:

1) En un tazón, mezcla el aceite de oliva, el jugo de limón, el ajo picado, la sal y la pimienta. Marina las pechugas de pollo en esta mezcla durante al menos 15 minutos.

2) Mientras tanto, prepara la ensalada de col rizada. En un tazón grande, agrega la col rizada picada, el aguacate en cubos, las nueces picadas y el queso feta desmenuzado.

3) En otro tazón pequeño, prepara el aderezo mezclando el aceite de oliva, el jugo de limón, la sal y la pimienta. Vierte el aderezo sobre la ensalada de col rizada y aguacate. Mezcla bien para combinar todos los ingredientes.

4) Precalienta la parrilla a fuego medio-alto. Coloca las pechugas de pollo marinadas en la parrilla caliente y cocina durante aproximadamente 6-8 minutos por cada lado, o hasta que estén bien cocidas y doradas. El tiempo de cocción puede variar según el grosor de las pechugas de pollo.

5) Retira el pollo de la parrilla y déjalo reposar durante unos minutos. Luego, córtalo en rebanadas o trozos.

6) Sirve las pechugas de pollo a la parrilla junto con la ensalada de col rizada y aguacate. Puedes agregar más jugo de limón o aderezo adicional si lo deseas.

Tiempo de preparación: Aproximadamente 30 minutos

Porciones: 4 personas

Fajitas de pollo con pimientos y cebolla

Ingredientes:

- 4 pechugas de pollo, cortadas en tiras

- 2 pimientos (rojo y verde), cortados en tiras

- 1 cebolla grande, cortada en tiras

- 2 cucharadas de aceite de oliva

- 2 dientes de ajo, picados

- 2 cucharaditas de comino molido

- 2 cucharaditas de paprika

- 1 cucharadita de chile en polvo

- Sal y pimienta al gusto

- Jugo de 1 limón

- 8 tortillas de trigo integral

Instrucciones:

1) En un tazón, mezcla el aceite de oliva, el ajo picado, el comino molido, la paprika, el chile en polvo, la sal, la pimienta y el jugo de limón. Agrega las tiras de pollo al tazón y marínalas durante al menos 15 minutos.

2) Mientras tanto, calienta una sartén grande a fuego medio-alto. Agrega las tiras de pollo marinadas a la sartén y cocínalas hasta que estén doradas y completamente cocidas, aproximadamente de 5 a 7 minutos. Retira el pollo de la sartén y reserva.

3) En la misma sartén, agrega las tiras de pimientos y cebolla. Cocina hasta que estén tiernos y ligeramente dorados, aproximadamente de 5 a 7 minutos.

4) Vuelve a agregar el pollo a la sartén con los pimientos y la cebolla. Mezcla bien para combinar los sabores y calienta todo junto durante unos minutos más.

5) Mientras tanto, calienta las tortillas de trigo integral según las instrucciones del paquete.

6) Sirve las fajitas de pollo con pimientos y cebolla calientes en las tortillas de trigo integral. Puedes acompañarlas con salsa de yogur bajo en grasa, guacamole o cualquier otro condimento de tu elección.

Tiempo de preparación: Aproximadamente 30 minutos

Porciones: 4 personas

Calabacín a la parrilla con queso de cabra y miel

Ingredientes:

• 2 calabacines medianos, cortados en rodajas longitudinales

• 2 cucharadas de aceite de oliva

• Sal y pimienta al gusto

• 100 g de queso de cabra, desmenuzado

• 2 cucharadas de miel

• 2 cucharadas de nueces picadas (opcional)

• Hojas de albahaca fresca para decorar

Instrucciones:

1) Precalienta la parrilla a fuego medio-alto.

2) En un plato, coloca las rodajas de calabacín y rocíalas con aceite de oliva. Sazonar con sal y pimienta al gusto, asegurándote de cubrir ambos lados de las rodajas.

3) Coloca las rodajas de calabacín en la parrilla caliente y cocina durante aproximadamente 3-4 minutos por cada lado, o hasta que estén tiernas y tengan marcas de parrilla.

4) Retira las rodajas de calabacín de la parrilla y colócalas en un plato de servir. Espolvorea el queso de cabra desmenuzado sobre las rodajas de calabacín caliente.

5) Rocía la miel sobre las rodajas de calabacín y queso de cabra. Espolvorea las nueces picadas (si las usas) y decora con hojas de albahaca fresca.

6) Sirve el calabacín a la parrilla con queso de cabra y miel como guarnición o como plato principal ligero. Puedes disfrutarlo caliente o a temperatura ambiente.

Tiempo de preparación: Aproximadamente 20 minutos

Porciones: 4 personas

Ensalada de lentejas y aguacate

Ingredientes:

• 1 taza de lentejas cocidas

• 1 aguacate maduro, cortado en cubos

• 1 tomate mediano, cortado en cubos

• 1 pepino mediano, pelado y cortado en cubos

• 1/4 de cebolla roja, finamente picada

• 1/4 de taza de perejil fresco, picado

• Jugo de 1 limón

• 2 cucharadas de aceite de oliva

• Sal y pimienta al gusto

• Queso feta desmenuzado o semillas de girasol tostadas para decorar (opcional)

Instrucciones:

1) En un tazón grande, mezcla las lentejas cocidas, el aguacate en cubos, el tomate en cubos, el pepino en cubos, la cebolla y el perejil picados.

2) En otro recipiente pequeño, prepara el aderezo mezclando el jugo de limón, el aceite de oliva, la sal y la pimienta. Mezcla bien para combinar los ingredientes del aderezo.

3) Vierte el aderezo sobre la ensalada de lentejas y aguacate y mezcla suavemente para cubrir todos los ingredientes con el aderezo.

4) Si deseas, puedes agregar queso feta desmenuzado o semillas de girasol tostadas para agregar más textura y sabor a la ensalada.

5) Sirve la ensalada de lentejas y aguacate como plato principal o como acompañamiento. Puedes disfrutarla de inmediato o refrigerarla durante un tiempo para que los sabores se mezclen aún más.

Tiempo de preparación: Aproximadamente 15 minutos

Porciones: 4 personas

Tacos de pescado con ensalada de col

Ingredientes:

Para los tacos de pescado:

- 500 g de filetes de pescado blanco (como tilapia o merluza)

- 2 cucharadas de aceite de oliva

- 2 cucharaditas de jugo de limón

- 1 cucharadita de comino molido

- 1 cucharadita de paprika

- Sal y pimienta al gusto

- 8 tortillas de maíz o de trigo integral

Para la ensalada de col:

- 2 tazas de col rallada

- 1 zanahoria grande, rallada

- 1/4 de taza de cilantro fresco, picado

- 2 cucharadas de jugo de limón

- 2 cucharadas de aceite de oliva

- Sal y pimienta al gusto

Instrucciones:

1) En un tazón, mezcla el aceite de oliva, el jugo de limón, el comino molido, la paprika, la sal y la pimienta. Coloca los filetes de pescado en el tazón y marínalos durante unos minutos.

2) Mientras tanto, prepara la ensalada de col. En un tazón aparte, mezcla la col rallada, la zanahoria rallada, el cilantro fresco, el jugo de limón, el aceite de oliva, la sal y la pimienta. Mezcla bien todos los ingredientes para combinarlos.

3) Calienta una sartén grande a fuego medio-alto. Agrega los filetes de pescado marinados a la sartén y cocina durante aproximadamente 3-4

minutos por cada lado, o hasta que estén cocidos y se desmenucen fácilmente con un tenedor.

4) Mientras el pescado se cocina, calienta las tortillas en una sartén caliente o en el horno.

5) Retira los filetes de pescado de la sartén y desmenúzalos con un tenedor.

6) Para armar los tacos, coloca una porción de pescado desmenuzado en cada tortilla caliente. Agrega una porción de ensalada de col encima y sirve los tacos de pescado con ensalada de col caliente.

Tiempo de preparación: Aproximadamente 30 minutos

Porciones: 4 personas

Ensalada de tomate con queso feta y albahaca

Ingredientes:

- 4 tomates medianos, cortados en rodajas

- 200 g de queso feta, desmenuzado

- 1/4 de taza de hojas de albahaca fresca, picadas

- 2 cucharadas de aceite de oliva

- 1 cucharada de vinagre balsámico

- Sal y pimienta al gusto

Instrucciones:

1) En un plato grande, coloca las rodajas de tomate en una capa uniforme.

2) Espolvorea el queso feta desmenuzado sobre las rodajas de tomate.

3) Espolvorea las hojas de albahaca picadas sobre el queso feta.

4) En un recipiente pequeño, mezcla el aceite de oliva, el vinagre balsámico, la sal y la pimienta. Bate bien los ingredientes hasta que se emulsione el aderezo.

5) Rocía el aderezo sobre la ensalada de tomate, queso feta y albahaca.

6) Sirve la ensalada de tomate con queso feta y albahaca como acompañamiento o como plato principal ligero. Puedes disfrutarla de inmediato.

Tiempo de preparación: Aproximadamente 10 minutos

Porciones: 4 personas

Pescado al horno con espárragos y tomate

Ingredientes:

- 4 filetes de pescado blanco (como lenguado, tilapia o merluza)

- 1 manojo de espárragos, tallos duros eliminados

- 4 tomates medianos, cortados en rodajas

- 2 dientes de ajo, picados

- 2 cucharadas de jugo de limón

- 2 cucharadas de aceite de oliva

- Sal y pimienta al gusto

- Rodajas de limón para decorar (opcional)

Instrucciones:

1) Precalienta el horno a 200°C (400°F). Prepara una bandeja para hornear con papel de aluminio o papel de hornear.

2) Coloca los filetes de pescado en la bandeja para hornear. Espolvorea el ajo picado sobre los filetes y rocía el jugo de limón y el aceite de oliva. Sazonar con sal y pimienta al gusto.

3) Acomoda los espárragos y las rodajas de tomate alrededor de los filetes de pescado en la bandeja para hornear. Rocía un poco de aceite de oliva sobre los espárragos y los tomates. Sazonar con sal y pimienta.

4) Hornea en el horno precalentado durante aproximadamente 15-20 minutos, o hasta que el pescado esté cocido y se desmenuce fácilmente.

5) Retira del horno y sirve el pescado al horno con espárragos y tomate caliente. Si lo deseas, decora con rodajas de limón.

Tiempo de preparación: Aproximadamente 25 minutos

Porciones: 4 personas

Pollo asado con ensalada de tomate y pepino

Ingredientes:

Para el pollo asado:

- 4 pechugas de pollo

- 2 cucharadas de aceite de oliva

- 2 cucharaditas de jugo de limón

- 2 dientes de ajo, picados

- 1 cucharadita de pimentón dulce

- Sal y pimienta al gusto

Para la ensalada de tomate y pepino:

- 2 tomates medianos, cortados en cubitos

- 1 pepino, cortado en rodajas finas

- 1/4 de cebolla roja, cortada en rodajas finas

- 2 cucharadas de jugo de limón

- 2 cucharadas de aceite de oliva

- 1 cucharada de hojas de menta fresca, picadas

- Sal y pimienta al gusto

Instrucciones:

1) Precalienta el horno a 200°C (400°F).

2) En un tazón, mezcla el aceite de oliva, el jugo de limón, el ajo picado, el pimentón dulce, la sal y la pimienta. Coloca las pechugas de pollo en el tazón y marínalas durante unos minutos.

3) Mientras el pollo se está marinando, prepara la ensalada de tomate y pepino. En un tazón aparte, mezcla los tomates en cubitos, las rodajas de pepino, la cebolla roja en rodajas, el jugo de limón, el aceite de oliva, la menta fresca picada, la sal y la pimienta. Mezcla bien todos los ingredientes para combinarlos.

4) Coloca las pechugas de pollo marinadas en una bandeja para hornear y hornéalas durante aproximadamente 20-25 minutos, o hasta que estén completamente cocidas y jugosas.

5) Retira el pollo del horno y déjalo reposar durante unos minutos antes de cortarlo en rodajas.

6) Sirve las pechugas de pollo asado con la ensalada de tomate y pepino. Puedes agregar un poco más de menta fresca picada por encima para decorar.

Tiempo de preparación: Aproximadamente 30 minutos

Porciones: 4 personas

Sopa de pollo y verduras

Ingredientes:

- 2 pechugas de pollo deshuesadas y sin piel

- 1 cucharada de aceite de oliva

- 1 cebolla mediana, picada

- 2 zanahorias, peladas y en rodajas

- 2 tallos de apio, en rodajas

- 2 dientes de ajo, picados

- 6 tazas de caldo de pollo bajo en sodio

- 1 taza de judías verdes, cortadas en trozos

• 1 taza de col rizada, en trozos

• Sal y pimienta al gusto

• Perejil fresco picado para decorar (opcional)

Instrucciones:

1) Corta las pechugas de pollo en trozos pequeños.

2) En una olla grande, calienta el aceite de oliva a fuego medio. Agrega la cebolla, las zanahorias, el apio y el ajo. Cocina, revolviendo ocasionalmente, hasta que las verduras estén tiernas, aproximadamente 5 minutos.

3) Añade el pollo a la olla y cocina hasta que esté dorado por todos lados, aproximadamente 5 minutos más.

4) Vierte el caldo de pollo en la olla y lleva a ebullición. Reduce el fuego y deja que la sopa hierva a fuego lento durante unos 10 minutos, hasta que el pollo esté bien cocido.

5) Agrega las judías verdes y la col rizada a la olla. Cocina durante otros 5 minutos, o hasta que las verduras estén tiernas, pero aún crujientes.

6) Sazonar la sopa con sal y pimienta al gusto.

7) Sirve la sopa caliente. Si lo deseas, decora con perejil fresco picado.

Tiempo de preparación: Aproximadamente 30 minutos

Porciones: 4 personas

Ensalada de col rizada con zanahoria y manzana

Ingredientes:

• 1 manojo de col rizada (aproximadamente 6 hojas grandes), sin tallo y en trozos pequeños

• 2 zanahorias medianas, ralladas

• 2 manzanas verdes, en rodajas finas

• 1/4 de taza de nueces picadas

- 1/4 de taza de pasas

- 2 cucharadas de jugo de limón fresco

- 2 cucharadas de aceite de oliva extra virgen

- Sal y pimienta al gusto

Instrucciones:

1) En un tazón grande, coloca la col rizada y añade el jugo de limón y el aceite de oliva. Masajea suavemente la col rizada durante unos minutos para ablandarla y marinarla.

2) Agrega las zanahorias ralladas a la col rizada y mezcla bien.

3) Añade las rodajas de manzana, las nueces y las pasas. Mezcla nuevamente para combinar todos los ingredientes.

4) Sazonar la ensalada con sal y pimienta al gusto. Puedes ajustar las cantidades de condimentos según tus preferencias.

5) Sirve la ensalada de col rizada con zanahoria y manzana de inmediato.

Tiempo de preparación: Aproximadamente 15 minutos

Porciones: 4 personas

Pollo al curry con leche de coco y espinacas

Ingredientes:

- 500 g de pechugas de pollo, cortadas en trozos pequeños

- 2 cucharadas de aceite de oliva

- 1 cebolla mediana, picada

- 3 dientes de ajo, picados

- 2 cucharadas de pasta de curry rojo

- 1 lata (400 ml) de leche de coco

- 2 tazas de espinacas frescas

- Sal y pimienta al gusto

• Arroz integral cocido para servir

Instrucciones:

1) En una sartén grande, calienta el aceite de oliva a fuego medio. Agrega la cebolla y el ajo, y cocina hasta que estén tiernos y ligeramente dorados.

2) Añade los trozos de pollo a la sartén y cocina hasta que estén dorados por todos lados.

3) Agrega la pasta de curry rojo a la sartén y mezcla bien para cubrir el pollo y las cebollas con el curry.

4) Vierte la leche de coco en la sartén y mezcla nuevamente. Reduce el fuego y deja que la mezcla hierva a fuego lento durante unos 10 minutos, o hasta que el pollo esté bien cocido y tierno.

5) Añade las espinacas frescas a la sartén y cocínalas hasta que se marchiten, aproximadamente 2-3 minutos.

6) Sazonar con sal y pimienta al gusto.

7) Sirve el pollo al curry con leche de coco y espinacas sobre arroz integral cocido.

Tiempo de preparación: Aproximadamente 30 minutos

Porciones: 4 personas

Ensalada de brócoli con tocino y queso cheddar

Ingredientes:

• 1 cabeza grande de brócoli, separada en floretes

• 4 rebanadas de tocino, cocido y desmenuzado

• 1/2 taza de queso cheddar rallado

• 1/4 de taza de cebolla roja picada

• 1/4 de taza de nueces picadas (opcional)

• 1/2 taza de yogur griego natural

- 2 cucharadas de mayonesa

- 2 cucharadas de vinagre de manzana

- 1 cucharadita de miel (opcional)

- Sal y pimienta al gusto

Instrucciones:

1) En una olla grande con agua hirviendo, blanquea los floretes de brócoli durante 2-3 minutos, luego escúrrelos y enfríalos inmediatamente sumergiéndolos en un recipiente con agua fría.

2) En un tazón grande, combina el brócoli blanqueado, el tocino desmenuzado, el queso cheddar rallado, la cebolla roja picada y las nueces (si las utilizas).

3) En otro tazón más pequeño, mezcla el yogur griego, la mayonesa, el vinagre de manzana y la miel (opcional) hasta obtener una mezcla suave y uniforme.

4) Vierte la mezcla de aderezo sobre la ensalada de brócoli y mezcla bien para cubrir todos los ingredientes.

5) Sazonar con sal y pimienta al gusto.

6) Refrigera la ensalada durante al menos 1 hora antes de servir, para permitir que los sabores se mezclen y el brócoli se ablande ligeramente.

Tiempo de preparación: Aproximadamente 20 minutos

Porciones: 4 personas

Ensalada de quinua y aguacate

Ingredientes:

- 1 taza de quinua

- 2 tazas de agua

- 1 aguacate maduro, cortado en cubitos

- 1 pepino mediano, cortado en cubitos

- 1 pimiento rojo, cortado en cubitos

- 1/4 de taza de cebolla roja picada

- 1/4 de taza de cilantro fresco picado

- Jugo de 1 limón

- 2 cucharadas de aceite de oliva

- Sal y pimienta al gusto

Instrucciones:

1) Enjuaga la quinua bajo agua fría para eliminar cualquier residuo o amargor. Luego, coloca la quinua y el agua en una olla y llévala a ebullición.

2) Reduce el fuego a bajo, tapa la olla y cocina la quinua durante aproximadamente 15 minutos, o hasta que esté tierna y el agua se haya absorbido por completo.

3) Retira la olla del fuego y deja reposar la quinua tapada durante 5 minutos. Luego, destapa y permite que se enfríe a temperatura ambiente.

4) En un tazón grande, combina la quinua cocida, el aguacate, el pepino, el pimiento rojo, la cebolla roja y el cilantro. Mezcla suavemente para combinar los ingredientes.

5) En un recipiente aparte, mezcla el jugo de limón, el aceite de oliva, la sal y la pimienta. Bate bien hasta obtener una mezcla homogénea.

6) Vierte el aderezo sobre la ensalada de quinua y aguacate, y mezcla suavemente para cubrir todos los ingredientes.

7) Prueba y ajusta los condimentos según tu gusto personal.

8) Refrigera la ensalada durante al menos 30 minutos antes de servir, para permitir que los sabores se mezclen y se enfríe.

9) Sirve la ensalada de quinua y aguacate como plato principal o como acompañamiento.

Tiempo de preparación: Aproximadamente 25 minutos

Porciones: 4 personas

Arroz integral con verduras

Ingredientes:

- 1 taza de arroz integral

- 2 tazas de agua

- 1 cucharada de aceite de oliva

- 1 cebolla mediana, picada

- 2 zanahorias, cortadas en cubitos

- 1 pimiento rojo, cortado en cubitos

- 1 calabacín mediano, cortado en cubitos

- 1 taza de guisantes (pueden ser frescos o congelados)

- 2 dientes de ajo, picados

- 2 cucharaditas de salsa de soja baja en sodio

- Sal y pimienta al gusto

- Perejil fresco picado para decorar (opcional)

Instrucciones:

1) Enjuaga el arroz integral bajo agua fría para eliminar cualquier residuo. Luego, coloca el arroz y el agua en una olla y llévala a ebullición.

2) Reduce el fuego a bajo, tapa la olla y cocina el arroz durante aproximadamente 30-35 minutos, o hasta que esté tierno y el agua se haya absorbido por completo. Una vez cocido, retira la olla del fuego y deja reposar el arroz tapado durante 5 minutos.

3) Mientras el arroz se cocina, calienta el aceite de oliva en una sartén grande a fuego medio. Agrega la cebolla y saltea hasta que esté transparente y ligeramente dorada.

4) Añade las zanahorias, el pimiento rojo, el calabacín y los guisantes a la sartén. Cocina, revolviendo ocasionalmente, durante unos 5-7 minutos, o hasta que las verduras estén tiernas, pero aún crujientes.

5) Agrega el ajo picado y la salsa de soja a la sartén y revuelve para combinar. Cocina por otros 2 minutos.

6) Incorpora el arroz integral cocido a la sartén con las verduras y mezcla bien para combinar todos los ingredientes. Asegúrate de que el arroz esté bien caliente.

7) Sazonar con sal y pimienta al gusto.

8) Sirve el arroz integral con verduras caliente. Si lo deseas, decora con perejil fresco picado.

Tiempo de preparación: Aproximadamente 40 minutos

Porciones: 4 personas

Salteado de tofu y vegetales

Ingredientes:

• 400 g de tofu firme, cortado en cubos

• 2 cucharadas de aceite de oliva

• 1 pimiento rojo, cortado en tiras

• 1 zanahoria, cortada en rodajas finas

• 1 calabacín mediano, cortado en rodajas

• 1 taza de champiñones, cortados en láminas

• 2 tazas de brotes de soja (opcional)

• 3 cucharadas de salsa de soja baja en sodio

• 2 cucharadas de vinagre de arroz

• 1 cucharada de jengibre rallado

• 2 dientes de ajo, picados

• Sal y pimienta al gusto

• Semillas de sésamo para decorar (opcional)

• Cebollino picado para decorar (opcional)

Instrucciones:

1) Calienta 1 cucharada de aceite de oliva en una sartén grande o wok a fuego medio-alto. Añade los cubos de tofu y cocina hasta que estén dorados y crujientes por todos los lados. Retira el tofu de la sartén y reserva.

2) En la misma sartén, añade la cucharada restante de aceite de oliva. Agrega el pimiento rojo, la zanahoria, el calabacín y los champiñones. Saltea las verduras durante unos 5-7 minutos, o hasta que estén tiernas, pero aún crujientes.

3) Añade los brotes de soja (si los utilizas) y saltea por otros 2 minutos.

4) En un tazón aparte, mezcla la salsa de soja, el vinagre de arroz, el jengibre rallado y el ajo picado. Vierte la mezcla de aderezo sobre las verduras en la sartén y revuelve bien para cubrir todos los ingredientes.

5) Vuelve a colocar los cubos de tofu en la sartén y mezcla suavemente para incorporarlos al salteado de vegetales. Cocina por otros 2 minutos para que el tofu se caliente nuevamente.

6) Sazonar con sal y pimienta al gusto.

7) Sirve el salteado de tofu y vegetales caliente. Si lo deseas, decora con semillas de sésamo y cebollino picado.

Tiempo de preparación: Aproximadamente 30 minutos

Porciones: 4 personas

Pescado al horno con limón y hierbas

Ingredientes:

• 4 filetes de pescado (como salmón, trucha o lenguado), de aproximadamente 150 g cada uno

• 2 limones, uno en rodajas y otro para jugo

• 2 cucharadas de aceite de oliva

• 2 dientes de ajo, picados

• 1 cucharada de perejil fresco picado

• 1 cucharada de eneldo fresco picado (opcional)

• Sal y pimienta al gusto

Instrucciones:

1) Precalienta el horno a 200°C.

2) Coloca los filetes de pescado en una bandeja para hornear forrada con papel de aluminio o papel pergamino.

3) Exprime el jugo de un limón sobre los filetes de pescado y riega con el aceite de oliva.

4) Espolvorea el ajo picado, el perejil y el eneldo frescos (si lo utilizas) sobre el pescado. Sazonar con sal y pimienta al gusto.

5) Coloca rodajas de limón encima de cada filete de pescado.

6) Cubre la bandeja para hornear con papel de aluminio y sella bien los bordes.

7) Hornea el pescado durante aproximadamente 15-20 minutos, o hasta que esté cocido y se desmenuce fácilmente con un tenedor. El tiempo de cocción puede variar según el grosor de los filetes de pescado, así que asegúrate de verificar su cocción interna.

8) Retira el papel de aluminio y sirve el pescado al horno con limón y hierbas caliente.

Tiempo de preparación: Aproximadamente 25 minutos

Porciones: 4 personas

Hamburguesas de pavo con ensalada de col

Ingredientes:

Para las hamburguesas de pavo:

• 500 g de carne molida de pavo

• 1 cebolla pequeña, finamente picada

• 2 dientes de ajo, picados

- 1 huevo

- 1/4 de taza de pan rallado

- 2 cucharadas de perejil fresco picado

- 1 cucharadita de sal

- 1/2 cucharadita de pimienta negra molida

- 1 cucharada de aceite de oliva (para cocinar)

Para la ensalada de col:

- 4 tazas de col rallada

- 1 zanahoria grande, rallada

- 1/4 de taza de yogur griego

- 2 cucharadas de jugo de limón

- 1 cucharada de mostaza Dijon

- Sal y pimienta al gusto

Instrucciones:

1) En un tazón grande, combina la carne molida de pavo, la cebolla picada, el ajo picado, el huevo, el pan rallado, el perejil fresco picado, la sal y la pimienta. Mezcla bien todos los ingredientes hasta que estén combinados.

2) Divide la mezcla en 4 porciones y moldea cada una en forma de hamburguesa.

3) Calienta el aceite de oliva en una sartén grande a fuego medio-alto. Coloca las hamburguesas de pavo en la sartén y cocina durante aproximadamente 5-7 minutos por cada lado, o hasta que estén bien cocidas y doradas por fuera.

4) Mientras las hamburguesas se cocinan, prepara la ensalada de col. En un tazón mediano, mezcla la col y la zanahoria ralladas.

5) En otro tazón pequeño, combina el yogur griego, el jugo de limón, la mostaza Dijon, la sal y la pimienta. Bate bien hasta obtener una mezcla homogénea.

6) Vierte el aderezo sobre la mezcla de col y zanahoria, y mezcla para cubrir uniformemente todas las verduras.

7) Ajusta el sabor de la ensalada de col agregando más sal, pimienta o jugo de limón según tu preferencia.

8) Sirve las hamburguesas de pavo junto con la ensalada de col como guarnición.

Tiempo de preparación: Aproximadamente 30 minutos

Porciones: 4 personas

Tacos de lechuga con carne molida

Ingredientes:

• 500 g de carne molida magra (puede ser de res, pavo o pollo)

• 1 cebolla pequeña, picada

• 2 dientes de ajo, picados

• 1 pimiento rojo, picado

• 1 cucharadita de comino molido

• 1 cucharadita de paprika

• 1/2 cucharadita de chile en polvo

• Sal y pimienta al gusto

• 8 hojas grandes de lechuga, como la lechuga iceberg o la lechuga romana

• Salsa de yogur o guacamole para acompañar (opcional)

Instrucciones:

1) En una sartén grande a fuego medio-alto, agrega la carne molida y cocínala hasta que esté dorada y completamente cocida. Desmenuza la carne con una cuchara mientras se cocina.

2) Agrega la cebolla picada, el ajo picado y el pimiento rojo a la sartén con la carne. Cocina por unos minutos hasta que las verduras estén tiernas.

3) Añade el comino, la paprika y el chile en polvo a la sartén. Mezcla bien para combinar los sabores. Sazonar con sal y pimienta al gusto.

4) Cocina la mezcla de carne y especias por unos minutos más para que los sabores se integren.

5) Lava y seca las hojas de lechuga. Utiliza las hojas grandes como "tortillas" para tus tacos.

6) Rellena cada hoja de lechuga con una porción de la mezcla de carne molida.

7) Opcionalmente, puedes agregar salsa de yogur o guacamole como aderezo a tus tacos.

8) Sirve los tacos de lechuga con carne molida y disfrútalos como una opción saludable y baja en carbohidratos.

Tiempo de preparación: Aproximadamente 25 minutos

Porciones: 4 personas

Pollo al curry con brócoli y zanahoria

Ingredientes:

- 500 g de pechugas de pollo, cortadas en trozos

- 1 cucharada de aceite de oliva

- 1 cebolla mediana, picada

- 2 dientes de ajo, picados

- 1 cucharada de jengibre fresco rallado

- 1 cucharada de curry en polvo

- 1 cucharadita de cúrcuma en polvo

- 1 cucharadita de comino en polvo

- 1 lata (400 ml) de leche de coco

- 2 zanahorias, cortadas en rodajas

- 1 cabeza de brócoli, separada en floretes

• Sal y pimienta al gusto

• Cilantro fresco picado para decorar (opcional)

• Arroz integral cocido para servir

Instrucciones:

1) Calienta el aceite de oliva en una sartén grande a fuego medio-alto. Agrega la cebolla picada y cocina hasta que esté tierna y translúcida.

2) Añade el ajo picado y el jengibre rallado a la sartén. Cocina por 1 minuto más, hasta que los aromas se liberen.

3) Agrega los trozos de pollo a la sartén y cocínalos hasta que estén dorados por todos lados.

4) En un tazón aparte, mezcla el curry en polvo, la cúrcuma y el comino en polvo. Agrega esta mezcla de especias al pollo y revuelve bien para cubrir todos los trozos.

5) Vierte la leche de coco en la sartén y agrega las zanahorias en rodajas. Reduce el fuego a medio-bajo y cocina durante unos 10 minutos, hasta que las zanahorias estén tiernas.

6) Añade los floretes de brócoli a la sartén y cocina por otros 5 minutos, o hasta que el brócoli esté cocido, pero aún crujiente. Asegúrate de no sobre cocinarlo para mantener su textura y color vibrante.

7) Sazonar con sal y pimienta al gusto.

8) Sirve el pollo al curry con brócoli y zanahoria caliente sobre una cama de arroz integral cocido. Decora con cilantro fresco picado si lo deseas.

Tiempo de preparación: Aproximadamente 30 minutos

Porciones: 4 personas

Salmón a la parrilla con salsa de yogur y pepino

Ingredientes:

Para el salmón a la parrilla:

• 4 filetes de salmón, de aproximadamente 150 g cada uno

• Jugo de 1 limón

• 2 cucharadas de aceite de oliva

• Sal y pimienta al gusto

Para la salsa de yogur y pepino:

• 1/2 pepino, pelado y rallado

• 1 taza de yogur griego

• 1 diente de ajo, picado

• 1 cucharada de eneldo fresco picado (opcional)

• Sal y pimienta al gusto

Instrucciones:

1) Precalienta la parrilla a fuego medio-alto.

2) En un tazón pequeño, mezcla el jugo de limón, el aceite de oliva, sal y pimienta. Marina los filetes de salmón en esta mezcla durante aproximadamente 10 minutos.

3) Mientras tanto, prepara la salsa de yogur y pepino. En otro tazón, combina el pepino rallado, el yogur griego, el ajo picado, el eneldo fresco (si lo utilizas), sal y pimienta. Mezcla bien todos los ingredientes hasta obtener una salsa suave y homogénea.

4) Coloca los filetes de salmón en la parrilla caliente y cocina durante aproximadamente 4-6 minutos por cada lado, o hasta que estén cocidos pero jugosos en el centro. El tiempo de cocción puede variar según el grosor de los filetes de salmón.

5) Retira el salmón de la parrilla y déjalo reposar por unos minutos.

6) Sirve los filetes de salmón a la parrilla con la salsa de yogur y pepino por encima. Puedes acompañar con una ensalada fresca o verduras al vapor.

Tiempo de preparación: Aproximadamente 20 minutos

Porciones: 4 personas

Sopa de lentejas con verduras

Ingredientes:

- 1 taza de lentejas secas

- 1 cebolla, picada

- 2 zanahorias, cortadas en rodajas

- 2 tallos de apio, picados

- 2 dientes de ajo, picados

- 1 pimiento rojo, cortado en cubitos

- 4 tazas de caldo de verduras

- 2 hojas de laurel

- 1 cucharadita de comino molido

- 1 cucharadita de paprika

- Sal y pimienta al gusto

- Perejil fresco picado para decorar (opcional)

Instrucciones:

1) Si las lentejas requieren remojo previo, remójalas en agua durante al menos 4 horas o según las instrucciones del paquete. Luego, enjuágalas y escúrrelas.

2) En una olla grande, calienta un poco de aceite o agua a fuego medio-alto. Agrega la cebolla, las zanahorias, el apio, el ajo y el pimiento rojo. Cocina las verduras hasta que estén tiernas y ligeramente doradas.

3) Agrega las lentejas a la olla y revuélvelas con las verduras.

4) Vierte el caldo de verduras en la olla y agrega las hojas de laurel, el comino y la paprika. Sazonar con sal y pimienta al gusto.

5) Lleva la sopa a ebullición y luego reduce el fuego a medio-bajo. Cocina a fuego lento durante aproximadamente 20-25 minutos, o hasta que las lentejas estén tiernas.

6) Retira las hojas de laurel y ajusta la sazón si es necesario.

7) Sirve la sopa de lentejas caliente. Puedes decorar con perejil fresco picado si lo deseas.

Tiempo de preparación: Aproximadamente 30 minutos (excluyendo el tiempo de remojo de las lentejas, si es necesario).

Porciones: 4 personas

Ensalada de pollo con manzana y nueces

Ingredientes:

Para la ensalada:

• 2 pechugas de pollo, cocidas y desmenuzadas

• 2 manzanas, cortadas en cubitos

• 1 taza de nueces picadas

• 4 tazas de mezcla de lechugas (puedes usar lechuga romana, rúcula, espinacas u otras variedades)

• 1/2 taza de queso feta desmenuzado (opcional)

Para el aderezo:

• 3 cucharadas de aceite de oliva

• 2 cucharadas de vinagre de manzana

• 1 cucharada de miel

• Jugo de medio limón

• Sal y pimienta al gusto

Instrucciones:

1) En un tazón grande, combina el pollo desmenuzado, los cubitos de manzana, las nueces picadas y la mezcla de lechugas.

2) Si deseas agregar queso feta a la ensalada, agrégalo ahora.

3) En un frasco pequeño con tapa, mezcla el aceite de oliva, el vinagre de manzana, la miel, el jugo de limón, la sal y la pimienta. Cierra el frasco y agita vigorosamente para emulsionar el aderezo.

4) Vierte el aderezo sobre la ensalada y mezcla suavemente hasta que todos los ingredientes estén bien combinados.

5) Sirve la ensalada de pollo con manzana y nueces en platos individuales.

Tiempo de preparación: Aproximadamente 15 minutos.

Porciones: 4 personas

Tarta de espinacas y queso feta

Ingredientes:

Para la masa:

- 1 taza de harina integral
- /4 de taza de aceite de oliva
- 1/4 de taza de agua fría
- 1 pizca de sal

Para el relleno:

- 2 tazas de espinacas frescas, picadas
- 1 cebolla pequeña, picada
- 2 dientes de ajo, picados
- 150 g de queso feta desmenuzado
- 3 huevos

• 1/4 de taza de leche (puede ser leche de almendras u otra alternativa vegetal)

• Sal y pimienta al gusto

• Aceite de oliva para saltear

Instrucciones:

1) Precalienta el horno a 180°C (350°F).

2) En un tazón grande, mezcla la harina integral con el aceite de oliva y la sal hasta obtener una textura arenosa. Agrega el agua fría y amasa hasta obtener una masa suave y elástica. Envuelve la masa en filme transparente y déjala reposar en el refrigerador durante 15-20 minutos.

3) Mientras tanto, en una sartén grande, calienta un poco de aceite de oliva a fuego medio-alto. Agrega la cebolla y el ajo picados, y saltea hasta que estén tiernos y ligeramente dorados. Luego, añade las espinacas picadas y cocina por unos minutos hasta que se marchiten. Retira del fuego y deja enfriar.

4) En otro tazón, bate los huevos y la leche. Agrega el queso feta desmenuzado y mezcla bien. Luego, incorpora las espinacas salteadas y sazonar con sal y pimienta al gusto.

5) Saca la masa del refrigerador y estírala con un rodillo hasta obtener un círculo lo suficientemente grande como para cubrir el fondo y los lados de un molde para tarta. Coloca la masa en el molde y presiona suavemente para que se ajuste bien.

6) Vierte la mezcla de espinacas y queso sobre la masa en el molde.

7) Hornea la tarta en el horno precalentado durante aproximadamente 30-35 minutos, o hasta que esté dorada y firme al tacto.

8) Retira del horno y deja enfriar un poco antes de servir. Puedes disfrutarla tanto caliente como fría.

Tiempo de preparación: Aproximadamente 30 minutos.

Porciones: 4 personas

Albóndigas de pollo con salsa de tomate

Ingredientes:

Para las albóndigas:

- 500 g de pechugas de pollo picadas

- 1/2 cebolla picada

- 2 dientes de ajo picados

- 1/4 de taza de pan rallado integral

- 1 huevo

- 1 cucharadita de perejil picado

- 1/2 cucharadita de comino molido

- 1/2 cucharadita de paprika

- Sal y pimienta al gusto

- Aceite de oliva para cocinar

Para la salsa de tomate:

- 2 tazas de tomate triturado (puede ser enlatado o hecho en casa)

- 1/2 cebolla picada

- 2 dientes de ajo picados

- 1 cucharadita de aceite de oliva

- 1 cucharadita de orégano seco

- 1/2 cucharadita de azúcar (opcional)

- Sal y pimienta al gusto

Instrucciones:

1) En un tazón grande, mezcla las pechugas de pollo picadas, la cebolla picada, el ajo picado, el pan rallado integral, el huevo, el perejil picado, el comino, la paprika, la sal y la pimienta. Mezcla bien todos los ingredientes hasta obtener una masa homogénea.

2) Forma albóndigas del tamaño deseado con la masa de pollo y colócalas en un plato.

3) En una sartén grande, calienta un poco de aceite de oliva a fuego medio-alto. Agrega las albóndigas y cocina hasta que estén doradas por todos los lados. Retira las albóndigas de la sartén y colócalas en un plato aparte.

4) En la misma sartén, agrega una cucharadita de aceite de oliva y luego la cebolla y el ajo picados. Sofríe hasta que estén tiernos y ligeramente dorados.

5) Agrega el tomate triturado, el orégano, el azúcar (si lo deseas), la sal y la pimienta a la sartén. Mezcla bien y deja que la salsa hierva a fuego medio-bajo durante unos minutos.

6) Vuelve a colocar las albóndigas en la sartén con la salsa de tomate. Cubre la sartén y cocina a fuego lento durante aproximadamente 15-20 minutos, o hasta que las albóndigas estén bien cocidas y la salsa se haya espesado ligeramente.

7) Sirve las albóndigas de pollo con salsa de tomate caliente. Puedes acompañarlas con arroz integral, pasta integral o una ensalada verde.

Tiempo de preparación: Aproximadamente 45 minutos.

Porciones: 4 personas

Salmón en papillote con verduras

Ingredientes:

- 4 filetes de salmón (aproximadamente 150 g cada uno)

- 2 zanahorias, cortadas en juliana

- 1 calabacín, cortado en rodajas finas

- 1 pimiento rojo, cortado en juliana

- 1 cebolla roja, cortada en juliana

- 2 cucharadas de aceite de oliva

- 2 cucharadas de jugo de limón

• Sal y pimienta al gusto

• Ramitas de eneldo fresco (opcional)

Instrucciones:

1) Precalienta el horno a 200°C (400°F).

2) Corta cuatro trozos de papel de aluminio lo suficientemente grandes como para envolver cada filete de salmón y las verduras.

3) En un tazón pequeño, mezcla el aceite de oliva y el jugo de limón. Reserva.

4) Coloca cada filete de salmón en el centro de un trozo de papel de aluminio. Sazonar el salmón con sal y pimienta al gusto.

5) En un tazón grande, mezcla las zanahorias, el calabacín, el pimiento y la cebolla rojos. Rocía las verduras con la mezcla de aceite de oliva y limón, y revuélvelas para asegurarte de que estén bien cubiertas.

6) Distribuye las verduras en cada uno de los paquetes de papel de aluminio, colocándolas alrededor del salmón.

7) Cierra los paquetes de papel de aluminio, doblando los bordes y sellándolos para que queden bien cerrados.

8) Coloca los paquetes en una bandeja para hornear y hornea durante aproximadamente 20 minutos, o hasta que el salmón esté cocido y las verduras estén tiernas.

9) Retira los paquetes del horno y ábrelos con cuidado. Transfiere el salmón y las verduras a platos individuales.

10) Si deseas, decora cada plato con algunas ramitas de eneldo fresco antes de servir.

Tiempo de preparación: Aproximadamente 30 minutos.

Porciones: 4 personas

El salmón en papillote con verduras es una opción saludable y deliciosa. Cocinar en papillote ayuda a retener los sabores y los nutrientes de los ingredientes. El salmón aporta ácidos grasos omega-3 y proteínas de alta calidad, mientras que las verduras agregan vitaminas y fibra a tu dieta.

Espagueti de calabacín con pesto

Ingredientes:

- 4 calabacines medianos

- 1 taza de hojas de albahaca fresca

- 1/4 de taza de piñones

- 2 dientes de ajo

- 1/4 de taza de queso parmesano rallado (opcional)

- 1/4 de taza de aceite de oliva

- Sal y pimienta al gusto

Instrucciones:

1) Lava los calabacines y corta los extremos. Utiliza un rallador de espagueti o un pelador de verduras para cortar los calabacines en forma de espagueti. Si prefieres una textura más al dente, puedes dejar la piel en los calabacines; de lo contrario, puedes pelarlos antes de cortarlos en espagueti.

2) En un procesador de alimentos o una licuadora, coloca las hojas de albahaca, los piñones, el ajo y el queso parmesano (si lo estás utilizando). Tritura los ingredientes hasta obtener una mezcla uniforme.

3) Mientras el procesador de alimentos o la licuadora están en funcionamiento, añade lentamente el aceite de oliva hasta que el pesto tenga una consistencia suave. Si lo prefieres más líquido, puedes agregar un poco más de aceite.

4) En una sartén grande, calienta un poco de aceite de oliva a fuego medio. Añade los espaguetis de calabacín y saltea durante aproximadamente 3-4 minutos, o hasta que estén tiernos, pero aún tengan un poco de textura.

5) Retira la sartén del fuego y agrega el pesto de albahaca. Mezcla bien para asegurarte de que los espaguetis de calabacín estén cubiertos con el pesto.

6) Sazonar con sal y pimienta al gusto y mezcla nuevamente.

7) Sirve el espagueti de calabacín con pesto caliente y disfruta de este plato saludable y delicioso.

Tiempo de preparación: Aproximadamente 20 minutos.

Porciones: 4 personas

Tofu salteado con arroz integral

Ingredientes:

• 2 tazas de arroz integral cocido

• 450 g de tofu firme, cortado en cubos

• 2 cucharadas de salsa de soja baja en sodio

• 2 cucharadas de aceite de sésamo

• 2 dientes de ajo, picados

• 1 cebolla, cortada en rodajas

• 2 zanahorias, cortadas en rodajas finas

• 1 pimiento rojo, cortado en juliana

• 1 taza de brócoli, en floretes

• 1 taza de champiñones, en rodajas

• 2 cucharadas de salsa de ostra (opcional)

• 1 cucharada de semillas de sésamo (opcional)

• Sal y pimienta al gusto

Instrucciones:

1) En un tazón, marina el tofu con la salsa de soja durante al menos 15 minutos.

2) Calienta una cucharada de aceite de sésamo en una sartén grande a fuego medio-alto. Agrega el tofu marinado y cocina hasta que esté dorado por todos lados. Retira el tofu de la sartén y reserva.

3) En la misma sartén, agrega la cucharada restante de aceite de sésamo. Añade el ajo picado y la cebolla en rodajas. Saltea hasta que la cebolla esté tierna y ligeramente dorada.

4) Agrega las zanahorias, el pimiento rojo, el brócoli y los champiñones a la sartén. Cocina a fuego medio-alto hasta que las verduras estén tiernas, pero aún crujientes.

5) Vuelve a colocar el tofu en la sartén y mezcla todo junto. Si lo deseas, agrega la salsa de ostra para darle más sabor al plato. Cocina durante unos minutos más para calentar el tofu y combinar los sabores.

6) Retira la sartén del fuego y sazonar con sal y pimienta al gusto.

7) Sirve el tofu salteado sobre el arroz integral cocido. Espolvorea semillas de sésamo por encima para decorar, si lo deseas.

Tiempo de preparación: Aproximadamente 30 minutos.

Porciones: 4 personas

Quiche de verduras y queso.

Ingredientes:

• 1 masa de hojaldre o masa quebrada

• 1 taza de brócoli, en floretes

• 1 zanahoria, rallada

• 1 pimiento rojo, cortado en cubitos

• 1 cebolla, cortada en rodajas

• 1 taza de espinacas frescas

• 4 huevos

• 1/2 taza de leche (puede ser leche de vaca, leche vegetal o crema baja en grasa)

• 1/2 taza de queso rallado (puede ser queso cheddar, mozzarella u otro de tu elección)

• Sal y pimienta al gusto

• Aceite de oliva para saltear las verduras

Instrucciones:

1) Precalienta el horno a 180°C.

2) En una sartén, calienta un poco de aceite de oliva a fuego medio. Agrega la cebolla, el pimiento rojo y la zanahoria rallada. Cocina hasta que las verduras estén tiernas.

3) Agrega el brócoli y las espinacas a la sartén. Cocina por unos minutos más hasta que las espinacas se marchiten y el brócoli esté tierno. Retira del fuego y reserva.

4) En un tazón aparte, bate los huevos con la leche. Agrega sal y pimienta al gusto.

5) En un molde para tarta o quiche previamente engrasado, coloca la masa de hojaldre o masa quebrada, ajustándola al molde. Puedes pinchar ligeramente la base con un tenedor para evitar que se forme vapor durante la cocción.

6) Espolvorea la mitad del queso rallado sobre la base de la masa.

7) Vierte las verduras salteadas sobre el queso en la masa.

8) Vierte la mezcla de huevos y leche sobre las verduras. Asegúrate de que se distribuya de manera uniforme.

9) Espolvorea el queso rallado restante sobre la parte superior del quiche.

10) Hornea en el horno precalentado durante aproximadamente 30-35 minutos, o hasta que la parte superior esté dorada y el relleno esté firme al tacto.

11) Retira del horno y deja enfriar durante unos minutos antes de cortar en porciones.

Tiempo de preparación: Aproximadamente 45 minutos.

Porciones: 4 personas

Tostadas de aguacate con huevo

Ingredientes:

• 4 rebanadas de pan integral

• 2 aguacates maduros

• 4 huevos

• Jugo de medio limón

• Sal y pimienta al gusto

• Hojuelas de chile rojo, cilantro picado, tomates cherry (opcional para decorar)

Instrucciones:

1) Tuesta las rebanadas de pan integral hasta que estén crujientes y ligeramente doradas. Puedes utilizar una tostadora o una sartén para hacerlo.

2) Mientras tanto, corta los aguacates por la mitad, retira el hueso y saca la pulpa. Coloca la pulpa de los aguacates en un tazón y aplástala con un tenedor hasta obtener una consistencia suave.

3) Exprime el jugo de medio limón sobre el aguacate y mezcla bien para evitar que se oxide. Luego, sazonar con sal y pimienta al gusto.

4) Calienta una sartén antiadherente a fuego medio-alto y rocía un poco de aceite en aerosol o añade una pequeña cantidad de aceite.

5) Rompe los huevos cuidadosamente en la sartén caliente, manteniendo las yemas intactas. Cocina los huevos al gusto: puedes hacerlos revueltos, fritos o en forma de huevos estrellados.

6) Una vez que las tostadas estén listas, extiende una generosa capa de puré de aguacate sobre cada rebanada.

7) Coloca un huevo cocido sobre cada tostada con aguacate. Si deseas, espolvorea hojuelas de chile rojo, cilantro picado o coloca algunos tomates cherry cortados por la mitad para darle un toque adicional de sabor y color.

Tiempo de preparación: Aproximadamente 15 minutos

Tiempo de cocción: Aproximadamente 10 minutos

Porciones: 4 personas

Arroz integral con vegetales asados

Ingredientes:

- 1 taza de arroz integral
- 2 tazas de agua
- 1 calabacín
- 1 berenjena
- 1 pimiento rojo
- 1 cebolla mediana
- 2 zanahorias
- 3 cucharadas de aceite de oliva
- 2 dientes de ajo picados
- 1 cucharadita de sal
- 1/2 cucharadita de pimienta
- 1/2 cucharadita de comino en polvo
- Opcional: perejil fresco picado (para decorar)

Instrucciones:

1) Precalienta el horno a 200 °C (400 °F).

2) Enjuaga el arroz integral con agua fría y luego cuécelo siguiendo las instrucciones del paquete. Por lo general, necesitarás hervirlo en 2 tazas de agua durante unos 30-40 minutos, o hasta que esté tierno y el agua se haya absorbido por completo.

3) Mientras el arroz se cocina, prepara los vegetales. Lava y corta el calabacín, la berenjena, el pimiento rojo, la cebolla y las zanahorias en trozos medianos.

4) En una bandeja para hornear, coloca los vegetales cortados y rocíalos con aceite de oliva. Agrega el ajo picado, la sal, la pimienta y el comino en polvo.

Mezcla bien para asegurarte de que los vegetales estén cubiertos uniformemente con las especias y el aceite.

5) Lleva la bandeja al horno precalentado y asa los vegetales durante unos 25-30 minutos, o hasta que estén tiernos y ligeramente dorados, revolviéndolos ocasionalmente para asegurar una cocción pareja.

6) Una vez que el arroz integral esté listo, retíralo del fuego y déjalo reposar tapado durante unos minutos.

7) En un plato o fuente grande, combina el arroz integral cocido y los vegetales asados. Mezcla suavemente para combinar todos los ingredientes.

8) Espolvorea perejil fresco picado por encima como decoración, si lo deseas.

Tiempo de preparación: Aproximadamente 15 minutos

Tiempo de cocción: Aproximadamente 40 a 45 minutos

Porciones: 4 personas

Pollo al horno con limón y romero

Ingredientes:

• 4 piezas de pollo (muslos, pechugas o una combinación)

• 2 limones

• 4 ramitas de romero fresco

• 3 cucharadas de aceite de oliva

• 4 dientes de ajo picados

• Sal y pimienta al gusto

• Opcional: rodajas adicionales de limón y ramitas de romero para decorar

Instrucciones:

1) Precalienta el horno a 200 °C (400 °F).

2) Lava y seca las piezas de pollo con papel de cocina para eliminar el exceso de humedad.

3) Exprime el jugo de un limón en un tazón pequeño y reserva. Corta el otro limón en rodajas finas.

4) En una bandeja para hornear, coloca las piezas de pollo y rocíalas con aceite de oliva. Frota suavemente el pollo con los dientes de ajo picados, asegurándote de que estén bien distribuidos.

5) Exprime el jugo de limón reservado sobre el pollo y coloca las rodajas de limón y las ramitas de romero encima. Esto agregará sabor y aroma al pollo mientras se hornea.

6) Sazonar el pollo con sal y pimienta al gusto, asegurándote de cubrir todas las piezas de manera uniforme.

7) Cubre la bandeja con papel de aluminio y colócala en el horno precalentado. Hornea durante aproximadamente 45 minutos.

8) Luego, retira el papel de aluminio y continúa horneando el pollo por otros 15-20 minutos, o hasta que esté dorado y completamente cocido. Si deseas un dorado adicional, puedes encender el gratinador (broiler) durante los últimos minutos de cocción.

9) Una vez que el pollo esté listo, retira del horno y deja que repose durante unos minutos antes de servirlo. Esto ayudará a que los jugos se redistribuyan y mantendrá el pollo jugoso.

10) Opcionalmente, puedes decorar el pollo con rodajas adicionales de limón y ramitas de romero antes de servir para darle un toque visual.

Tiempo de preparación: Aproximadamente 10 minutos

Tiempo de cocción: Aproximadamente 40 a 45 minutos

Porciones: 4 personas

Salmón a la parrilla con salsa de yogur y eneldo

Ingredientes:

- 4 filetes de salmón (de aproximadamente 150-200 g cada uno)

- 1 taza de yogur natural sin azúcar

- 2 cucharadas de eneldo fresco picado

- Jugo de 1 limón

- 2 dientes de ajo picados

- Sal y pimienta al gusto

- Rodajas de limón y ramitas de eneldo para decorar (opcional)

Instrucciones:

1) Precalienta la parrilla a fuego medio-alto.

2) En un tazón pequeño, mezcla el yogur, el eneldo fresco picado, el jugo de limón y el ajo picado. Añade sal y pimienta al gusto. Esta será la salsa de yogur y eneldo que servirá como aderezo para el salmón.

3) Sazonar los filetes de salmón con sal y pimienta en ambos lados.

4) Coloca los filetes de salmón en la parrilla caliente, con la piel hacia abajo si aún la conserva. Cocina durante aproximadamente 4-6 minutos por cada lado, dependiendo del grosor de los filetes y de tu preferencia de cocción. El salmón estará listo cuando esté opaco y se desmenuce fácilmente con un tenedor.

5) Una vez que el salmón esté cocido, retíralo de la parrilla y déjalo reposar durante unos minutos.

6) Sirve los filetes de salmón con una cucharada generosa de la salsa de yogur y eneldo por encima. Puedes decorar con rodajas de limón y ramitas de eneldo para darle un toque adicional.

Tiempo de preparación: Aproximadamente 15 minutos a 20 minutos

Porciones: 4 personas

Ensalada de col rizada y manzana

Ingredientes:

- 1 manojo grande de col rizada (aproximadamente 8 hojas)

- 2 manzanas (preferiblemente manzanas verdes o variedades crujientes)

- 1/4 de taza de nueces picadas

- 1/4 de taza de pasas o cranberries secos

- 2 cucharadas de jugo de limón

- 2 cucharadas de aceite de oliva

- Sal y pimienta al gusto

Instrucciones:

1) Lava la col rizada y sécala bien. Retira los tallos gruesos y corta las hojas en trozos pequeños.

2) Coloca la col rizada en un tazón grande y masajea suavemente las hojas durante unos minutos. Esto ayudará a ablandar la textura y hacerla más tierna.

3) Lava las manzanas, retírales el corazón y córtalas en trozos pequeños o en juliana. Puedes dejar la piel para obtener más nutrientes y color en la ensalada.

4) Agrega las manzanas cortadas a la col rizada en el tazón.

5) Agrega las nueces picadas y las pasas (o cranberries secos) al tazón. Puedes ajustar las cantidades según tu preferencia.

6) En un recipiente aparte, mezcla el jugo de limón y el aceite de oliva. Añade sal y pimienta al gusto. Esta será la vinagreta para aderezar la ensalada.

7) Vierte la vinagreta sobre la col rizada, las manzanas y los demás ingredientes en el tazón. Mezcla bien para asegurarte de que todos los ingredientes estén cubiertos con la vinagreta.

8) Deja reposar la ensalada durante unos minutos antes de servir para permitir que los sabores se mezclen.

Tiempo de preparación: Aproximadamente 15 minutos.

Porciones: 4 personas

Huevos rellenos de espinacas y queso feta

Ingredientes:

• 8 huevos

• 2 tazas de espinacas frescas, picadas

• 100 g de queso feta desmenuzado

• 2 cucharadas de aceite de oliva

• 2 dientes de ajo picados

• 1/4 de cucharadita de sal

• 1/4 de cucharadita de pimienta

• Pimentón ahumado para decorar (opcional)

Instrucciones:

1) Coloca los huevos en una olla y cúbrelos con agua fría. Lleva el agua a hervir y cocina los huevos durante unos 8-10 minutos.

2) Mientras los huevos se cocinan, prepara el relleno. En una sartén grande, calienta el aceite de oliva a fuego medio. Agrega el ajo picado y cocina por unos segundos hasta que esté fragante.

3) Añade las espinacas picadas a la sartén y saltea durante 2-3 minutos, hasta que se marchiten y se ablanden.

4) Retira la sartén del fuego y deja que las espinacas se enfríen un poco. Luego, exprime el exceso de líquido de las espinacas.

5) En un tazón, combina las espinacas salteadas con el queso feta desmenuzado. Mezcla bien y sazonar con sal y pimienta al gusto.

6) Una vez que los huevos estén cocidos, retíralos del agua caliente y colócalos en un recipiente con agua fría para detener la cocción.

7) Pela los huevos y córtalos por la mitad longitudinalmente. Retira las yemas y colócalas en el tazón con el relleno de espinacas y queso feta. Mezcla y machaca las yemas con el relleno hasta obtener una mezcla suave y bien combinada.

8) Rellena las mitades de los huevos con la mezcla de espinacas y queso feta, usando una cucharita o una manga pastelera si lo prefieres.

9) Opcionalmente, espolvorea pimentón ahumado por encima de los huevos rellenos para darles un toque de sabor adicional y decorativo.

Tiempo de preparación: Aproximadamente 30 minutos

Porciones: 4 personas

Sopa de tomate asado

Ingredientes:

- 1 kg de tomates maduros

- 1 cebolla grande, cortada en trozos

- 3 dientes de ajo, pelados

- 2 zanahorias, peladas y cortadas en trozos

- 2 ramas de apio, cortadas en trozos

- 2 cucharadas de aceite de oliva

- 4 tazas de caldo de verduras

- 1 cucharadita de azúcar (opcional, para reducir la acidez de los tomates)

- Sal y pimienta al gusto

- Hojas de albahaca fresca para decorar (opcional)

Instrucciones:

1) Precalienta el horno a 200 °C (400 °F).

2) Corta los tomates por la mitad y colócalos en una bandeja para hornear con la piel hacia abajo. Agrega también la cebolla, los dientes de ajo, las zanahorias y el apio en la misma bandeja.

3) Riega los vegetales con aceite de oliva y sazónalos con sal y pimienta al gusto. Si deseas reducir la acidez de los tomates, espolvorea una cucharadita de azúcar sobre ellos.

4) Hornea los vegetales durante aproximadamente 30-40 minutos, o hasta que estén tiernos y ligeramente dorados.

5) Retira la bandeja del horno y deja que los vegetales se enfríen un poco. Luego, pela la piel de los tomates si lo prefieres (es opcional).

6) En una olla grande, coloca los tomates asados, la cebolla, los dientes de ajo, las zanahorias y el apio. Agrega el caldo de verduras.

7) Lleva la olla a fuego medio-alto y lleva la mezcla a ebullición. Reduce el fuego y deja que la sopa hierva a fuego lento durante unos 15-20 minutos para que los sabores se mezclen.

8) Retira la olla del fuego y deja que la sopa se enfríe un poco. Luego, utiliza una licuadora o una batidora de mano para mezclar la sopa hasta obtener una consistencia suave y homogénea. Si deseas una sopa más gruesa, puedes dejar algunos trozos de vegetales sin triturar.

9) Vuelve a calentar la sopa en la olla a fuego medio-bajo hasta que esté bien caliente.

10) Sirve la sopa de tomate asado caliente y decora con hojas de albahaca fresca si lo deseas.

Tiempo de preparación: Aproximadamente 1 hora.

Porciones: 4 personas

Camarones salteados con calabacín y pimiento rojo

Ingredientes:

- 500 g de camarones (pelados y desvenados)

- 2 calabacines medianos, cortados en rodajas

- 1 pimiento rojo, cortado en tiras

- 2 dientes de ajo, picados

- 2 cucharadas de aceite de oliva

- Jugo de 1 limón

• Sal y pimienta al gusto

• Opcional: hojas de cilantro o perejil fresco para decorar

Instrucciones:

1) Enjuaga los camarones con agua fría y sécalos con papel de cocina.

2) En una sartén grande, calienta el aceite de oliva a fuego medio-alto.

3) Agrega los camarones a la sartén y cocínalos durante 2-3 minutos por cada lado, hasta que estén rosados y cocidos. Retíralos de la sartén y reserva.

4) En la misma sartén, agrega el ajo picado y cocínalo durante unos segundos hasta que esté fragante.

5) Añade las rodajas de calabacín y las tiras de pimiento rojo a la sartén. Saltea las verduras durante unos 5 minutos, o hasta que estén tiernas, pero aún crujientes.

6) Regresa los camarones a la sartén junto con las verduras. Mezcla todo junto y cocina por 1-2 minutos más para que los sabores se mezclen.

7) Exprime el jugo de limón sobre los camarones y las verduras. Sazonar con sal y pimienta al gusto. Mezcla bien.

8) Retira la sartén del fuego y sirve los camarones y las verduras salteadas en platos individuales.

9) Opcionalmente, decora con hojas de cilantro o perejil fresco para darle un toque adicional de sabor y presentación.

Tiempo de preparación: Aproximadamente 20 minutos.

Porciones: 4 personas

Ensalada de pollo con aderezo de mostaza y miel

Ingredientes:

Para la ensalada:

• 4 pechugas de pollo, cocidas y desmenuzadas

• 8 tazas de mezcla de lechugas frescas

- 1 taza de tomates cherry, cortados por la mitad

- 1 pepino, cortado en rodajas

- 1 aguacate, cortado en cubitos

- 1/4 de taza de nueces picadas (opcional)

Para el aderezo de mostaza y miel:

- 3 cucharadas de mostaza dijon

- 2 cucharadas de miel

- 2 cucharadas de vinagre de manzana

- 3 cucharadas de aceite de oliva

- Sal y pimienta al gusto

Instrucciones:

1) En un tazón pequeño, mezcla todos los ingredientes del aderezo: mostaza dijon, miel, vinagre de manzana, aceite de oliva, sal y pimienta. Reserva.

2) En un recipiente grande, coloca las lechugas frescas como base de la ensalada.

3) Agrega encima el pollo desmenuzado, los tomates cherry, las rodajas de pepino, los cubitos de aguacate y las nueces picadas (si las estás usando).

4) Rocía la ensalada con el aderezo de mostaza y miel. Puedes ajustar la cantidad según tu preferencia.

5) Mezcla suavemente todos los ingredientes de la ensalada para asegurarte de que estén bien cubiertos con el aderezo.

Tiempo de preparación: Aproximadamente 30 minutos.

Porciones: 4 personas

Curry de lentejas con espinacas

Ingredientes:

- 1 taza de lentejas rojas

- 1 cebolla grande, picada

- 3 dientes de ajo, picados

- 1 cucharada de jengibre fresco rallado

- 1 cucharada de aceite de coco o aceite vegetal

- 2 cucharadas de pasta de curry (al gusto)

- 1 cucharadita de comino molido

- 1 cucharadita de cúrcuma en polvo

- 1 cucharadita de paprika

- 1 lata (400 ml) de leche de coco

- 2 tazas de espinacas frescas, picadas

- Sal al gusto

- Jugo de lima o limón para servir (opcional)

Instrucciones:

1) Enjuaga las lentejas rojas bajo agua fría para eliminar cualquier impureza. Luego, déjalas escurrir.

2) En una olla grande, calienta el aceite de coco o aceite vegetal a fuego medio. Agrega la cebolla picada y cocínala hasta que esté suave y transparente.

3) Añade el ajo picado y el jengibre rallado a la olla. Cocina por 1-2 minutos más, hasta que estén fragantes.

4) Agrega la pasta de curry, el comino molido, la cúrcuma y la paprika a la olla. Mezcla bien para cubrir las especias y las verduras.

5) Agrega las lentejas rojas a la olla y revuélvelas para combinarlas con las especias y las verduras.

6) Vierte la leche de coco en la olla y agrega aproximadamente 1 taza de agua. Lleva la mezcla a ebullición y luego reduce el fuego a medio-bajo. Cocina a fuego lento durante unos 20-25 minutos, o hasta que las lentejas estén tiernas y hayan absorbido la mayor parte del líquido.

7) Añade las espinacas picadas a la olla y mezcla bien. Cocina por unos minutos más, hasta que las espinacas se marchiten.

8) Prueba y ajusta la sal según sea necesario.

9) Retira la olla del fuego y sirve el curry de lentejas con espinacas sobre arroz integral, quinua u otra opción de grano saludable.

10) Opcionalmente, exprime un poco de jugo de lima o limón sobre el curry antes de servir para darle un toque de frescura.

Tiempo de preparación: Aproximadamente 40 minutos.

Porciones: 4 personas

Batido de plátano y espinacas

Ingredientes:

• 2 plátanos maduros, pelados y cortados en trozos

• 2 tazas de espinacas frescas

• 2 tazas de leche (puede ser leche de vaca, leche de almendras o cualquier otra leche vegetal)

• 1 cucharada de mantequilla de maní o almendras (opcional)

• 1 cucharada de miel o jarabe de agave (opcional)

• Hielo al gusto (opcional)

Instrucciones:

1) En una licuadora, agrega los plátanos cortados en trozos y las espinacas frescas.

2) Vierte la leche en la licuadora.

3) Agrega la mantequilla de maní o almendras (si lo estás usando) y la miel o jarabe de agave (opcional).

4) Opcionalmente, agrega algunos cubitos de hielo si deseas que el batido sea más refrescante y espeso.

5) Licúa todos los ingredientes hasta obtener una mezcla suave y homogénea.

6) Si el batido está demasiado espeso, puedes agregar un poco más de leche y mezclar nuevamente.

7) Prueba el batido y ajusta el dulzor agregando más miel o jarabe de agave, si es necesario.

8) Sirve el batido de plátano y espinacas en vasos individuales y disfrútalo de inmediato.

Tiempo de preparación: Aproximadamente 5 minutos.

Porciones: 4 personas

Tostadas de aguacate y atún

Ingredientes:

• 4 rebanadas de pan integral o pan de tu elección

• 1 lata de atún en agua, escurrido

• 1 aguacate maduro, pelado y sin hueso

• Jugo de medio limón

• 2 cucharadas de cilantro picado (opcional)

• Sal y pimienta al gusto

• Rodajas de tomate, hojas de lechuga u otros ingredientes adicionales para decorar (opcional)

Instrucciones:

1) En un tazón, coloca el atún escurrido y desmenúzalo con un tenedor.

2) En otro tazón, coloca el aguacate maduro y aplástalo con un tenedor hasta obtener una consistencia suave.

3) Agrega el jugo de limón al aguacate aplastado y mezcla bien. Esto ayudará a evitar que el aguacate se oxide y mantendrá su color verde brillante.

4) Agrega el cilantro picado al aguacate y mezcla nuevamente. Si no te gusta el cilantro, puedes omitirlo o sustituirlo por otra hierba fresca de tu elección.

5) Agrega sal y pimienta al gusto tanto al atún desmenuzado como al aguacate aplastado, y mezcla cada uno por separado para asegurarte de sazonarlos adecuadamente.

6) Tuesta las rebanadas de pan integral hasta que estén crujientes y doradas.

7) Una vez que las tostadas estén listas, extiende una capa generosa de la mezcla de aguacate en cada una de ellas.

8) Luego, coloca una capa de atún desmenuzado sobre el aguacate en cada tostada.

9) Opcionalmente, puedes agregar rodajas de tomate, hojas de lechuga u otros ingredientes adicionales para agregar más sabor y textura a tus tostadas.

10) Sirve las tostadas de aguacate y atún en platos individuales y disfrútalas de inmediato.

Tiempo de preparación: Aproximadamente 15 minutos.

Porciones: 4 personas

Pollo asado con vegetales

Ingredientes:

- 4 piezas de pollo (muslos, pechugas o una combinación de ambos)

- 4 zanahorias, peladas y cortadas en bastones

- 2 calabacines, cortados en rodajas

- 1 pimiento rojo, cortado en tiras

- 1 cebolla grande, cortada en gajos

- 4 dientes de ajo, picados

- 2 cucharadas de aceite de oliva

- 1 cucharadita de romero seco

- 1 cucharadita de tomillo seco

- Sal y pimienta al gusto

Instrucciones:

1) Precalienta el horno a 200°C (400°F).

2) Enjuaga las piezas de pollo con agua fría y sécalas con papel absorbente.

3) En una bandeja para hornear grande, coloca las zanahorias, calabacines, pimiento rojo, cebolla y ajo picado.

4) Rocía las verduras con aceite de oliva y espolvorea el romero seco, el tomillo seco, sal y pimienta. Mezcla bien para asegurarte de que las verduras estén cubiertas con los condimentos y el aceite.

5) Coloca las piezas de pollo sobre las verduras en la bandeja para hornear. Frota un poco de aceite de oliva sobre cada pieza de pollo y sazónalas con sal, pimienta y cualquier otro condimento adicional que desees agregar.

6) Cubre la bandeja para hornear con papel de aluminio y colócala en el horno precalentado.

7) Hornea durante aproximadamente 45 minutos, luego retira el papel de aluminio para permitir que el pollo se dore y continúa horneando durante otros 15-20 minutos, o hasta que el pollo esté cocido y dorado.

8) Una vez que el pollo esté listo, retira la bandeja del horno y deja que descanse durante unos minutos antes de servir.

9) Sirve el pollo asado con las verduras en platos individuales y disfrútalo caliente.

Tiempo de preparación: Aproximadamente 1 hora y 15 minutos.

Porciones: 4 personas

Salmón al horno con limón y espárragos

Ingredientes:

- 4 filetes de salmón (aproximadamente 150-200 g cada uno)

- 1 manojo de espárragos, extremos fibrosos eliminados

- 1 limón, cortado en rodajas

- 2 cucharadas de aceite de oliva

- Sal y pimienta al gusto

- Hierbas frescas como eneldo, perejil o tomillo para decorar (opcional)

Instrucciones:

1) Precalienta el horno a 200°C (400°F).

2) Enjuaga los filetes de salmón con agua fría y sécalos con papel absorbente.

3) En una bandeja para hornear grande, coloca los espárragos en una capa uniforme. Rocía los espárragos con 1 cucharada de aceite de oliva y sazónalos con sal y pimienta al gusto. Puedes añadir algunas rodajas de limón encima de los espárragos para darles sabor.

4) Coloca los filetes de salmón sobre los espárragos en la bandeja para hornear. Frota el resto del aceite de oliva sobre los filetes y sazónalos con sal y pimienta al gusto. Coloca algunas rodajas de limón sobre cada filete de salmón.

5) Hornea durante aproximadamente 12-15 minutos, o hasta que el salmón esté cocido y se desmenuce fácilmente con un tenedor. El tiempo de cocción puede variar según el grosor de los filetes de salmón, así que asegúrate de verificar la cocción.

6) Una vez que el salmón esté listo, retira la bandeja del horno y deja que repose durante unos minutos antes de servir.

7) Opcionalmente, puedes decorar el salmón con hierbas frescas como eneldo, perejil o tomillo para darle más sabor y presentación.

8) Sirve el salmón al horno con limón y espárragos en platos individuales y disfrútalo caliente.

Tiempo de preparación: Aproximadamente 25 minutos.

Porciones: 4 personas

Ensalada de zanahoria y manzana con aderezo de limón y miel

Ingredientes:

- 4 zanahorias medianas, peladas y ralladas

- 2 manzanas verdes, cortadas en juliana

- 1/4 de taza de pasas

- 1/4 de taza de nueces picadas (opcional)

- Jugo de 1 limón

- 2 cucharadas de miel

- 2 cucharadas de aceite de oliva

- Sal y pimienta al gusto

- Hojas de menta fresca para decorar (opcional)

Instrucciones:

1) En un tazón grande, combina las zanahorias ralladas, la manzana cortada en juliana, las pasas y las nueces picadas. Mezcla bien todos los ingredientes.

2) En otro tazón pequeño, mezcla el jugo de limón, la miel, el aceite de oliva, sal y pimienta. Bate los ingredientes hasta obtener un aderezo homogéneo.

3) Vierte el aderezo sobre la ensalada de zanahoria y manzana y mezcla todo suavemente para asegurarte de que todos los ingredientes estén cubiertos con el aderezo.

4) Prueba la ensalada y ajusta el sazón según sea necesario, añadiendo más sal, pimienta, limón o miel, según tus preferencias.

5) Opcionalmente, puedes decorar la ensalada con hojas de menta fresca para agregar un toque de frescura y presentación.

6) Sirve la ensalada de zanahoria y manzana en platos individuales y disfrútala como acompañamiento o como plato principal ligero.

Tiempo de preparación: Aproximadamente 15 minutos.

Porciones: 4 personas

Ensalada de huevo con aguacate y tomate

Ingredientes:

• 6 huevos, cocidos y pelados

• 2 aguacates maduros, cortados en cubos

• 2 tomates medianos, cortados en cubos

• 1/4 de cebolla roja, picada finamente

• Jugo de 1 limón

• 2 cucharadas de aceite de oliva

• Sal y pimienta al gusto

• Hojas de cilantro o perejil fresco para decorar (opcional)

Instrucciones:

1) En un tazón grande, coloca los huevos cocidos y pelados. Pícalos en trozos pequeños o tritúralos con un tenedor para obtener una consistencia deseada.

2) Agrega los aguacates cortados en cubos, los tomates cortados en cubos y la cebolla roja picada al tazón con los huevos.

3) Exprime el jugo de limón sobre la ensalada y luego agrega el aceite de oliva. Mezcla suavemente para combinar todos los ingredientes.

4) Sazonar la ensalada con sal y pimienta al gusto. Asegúrate de probar y ajustar los condimentos según tus preferencias.

5) Opcionalmente, puedes decorar la ensalada con hojas de cilantro o perejil fresco para agregar un toque de frescura y presentación.

6) Sirve la ensalada de huevo con aguacate y tomate en platos individuales y disfrútala como plato principal o como acompañamiento.

Tiempo de preparación: Aproximadamente 20 minutos.

Porciones: 4 personas

Sopa de verduras con quinua

Ingredientes:

• 1 cucharada de aceite de oliva

• 1 cebolla mediana, picada

• 2 zanahorias, cortadas en rodajas

• 2 tallos de apio, picados

• 2 dientes de ajo, picados

• 4 tazas de caldo de verduras

• 1 taza de quinua, enjuagada

• 1 taza de tomates en cubos

• 1 taza de brócoli, cortado en floretes pequeños

• 1 taza de espinacas frescas

• Sal y pimienta al gusto

• Jugo de limón para servir (opcional)

Instrucciones:

1) En una olla grande, calienta el aceite de oliva a fuego medio. Agrega la cebolla, las zanahorias y el apio, y cocina hasta que estén tiernos, aproximadamente 5 minutos.

2) Agrega el ajo y cocina por 1 minuto más, hasta que esté fragante.

3) Vierte el caldo de verduras en la olla y lleva a ebullición. Reduce el fuego a bajo y agrega la quinua. Cocina a fuego lento durante unos 15 minutos, o hasta que la quinua esté tierna.

4) Agrega los tomates en cubos, el brócoli y las espinacas a la olla. Cocina por unos minutos más hasta que el brócoli esté tierno y las espinacas se hayan marchitado.

5) Sazonar la sopa con sal y pimienta al gusto. Prueba y ajusta los condimentos según sea necesario.

6) Sirve la sopa de verduras con quinua caliente. Si lo deseas, exprime un poco de jugo de limón sobre cada porción antes de servir.

Tiempo de preparación: Aproximadamente 30minutos

Porciones: 4 personas

Berenjenas rellenas de quinua y verduras

Ingredientes:

- 2 berenjenas grandes

- 1 taza de quinua cocida

- 1 cebolla pequeña, picada

- 2 dientes de ajo, picados

- 1 zanahoria, rallada

- 1 pimiento rojo, picado

- 1 tomate, picado

- 1/2 taza de espinacas picadas

- 1/4 de taza de queso feta desmenuzado (opcional)

- 2 cucharadas de aceite de oliva

- Sal y pimienta al gusto

- Hojas de albahaca fresca para decorar (opcional)

Instrucciones:

1) Precalienta el horno a 200°C (400°F). Corta las berenjenas por la mitad a lo largo y realiza unos cortes diagonales en la pulpa sin llegar a la piel. Colócalas

en una bandeja para hornear y rocíalas con un poco de aceite de oliva. Hornéalas durante aproximadamente 30 minutos, o hasta que estén tiernas.

2) Mientras tanto, en una sartén grande, calienta el aceite de oliva a fuego medio. Agrega la cebolla y el ajo, y cocínalos hasta que estén tiernos y fragantes.

3) Agrega la zanahoria rallada, el pimiento rojo y el tomate a la sartén. Cocina por unos minutos hasta que las verduras estén tiernas.

4) Añade la quinua cocida y las espinacas picadas a la sartén. Mezcla bien todos los ingredientes y cocina por unos minutos más. Sazonar con sal y pimienta al gusto.

5) Retira las berenjenas del horno cuando estén tiernas. Con una cuchara, retira parte de la pulpa de cada mitad de berenjena, dejando un borde alrededor.

6) Mezcla la pulpa de la berenjena con la mezcla de quinua y verduras en la sartén. Agrega el queso feta desmenuzado (si lo deseas) y mezcla nuevamente.

7) Rellena cada mitad de berenjena con la mezcla de quinua y verduras. Vuelve a colocar las berenjenas rellenas en la bandeja para hornear y hornea durante otros 15 minutos, o hasta que estén doradas y burbujeantes.

8) Opcionalmente, decora las berenjenas rellenas con hojas de albahaca fresca antes de servir.

Tiempo de preparación: Aproximadamente 1 hora.

Porciones: 4 personas

Batido de frutas del bosque con yogur

Ingredientes:

• 2 tazas de frutas del bosque congeladas (como moras, frambuesas, arándanos)

• 2 plátanos maduros, pelados y cortados en rodajas

• 2 tazas de yogur natural sin azúcar

- 1 taza de leche (puedes usar leche de vaca, leche vegetal o agua)

- 1 cucharada de miel (opcional, si deseas endulzar el batido)

- Hielo (opcional, si deseas una textura más fría y espesa)

Instrucciones:

1) Coloca las frutas del bosque congeladas, los plátanos en rodajas, el yogur natural y la leche en una licuadora.

2) Si deseas endulzar el batido, añade la miel a la licuadora.

3) Licúa todos los ingredientes hasta obtener una mezcla suave y homogénea. Si prefieres una textura más fría y espesa, agrega algunos cubitos de hielo y licúa nuevamente.

4) Prueba el batido y ajusta la cantidad de miel según tu preferencia de dulzor.

5) Una vez que el batido esté listo, viértelo en vasos individuales y sírvelo de inmediato.

Tiempo de preparación: Aproximadamente 10 minutos.

Porciones: 4 personas

Brochetas de salmón con verduras

Ingredientes:

- 500 g de filete de salmón, cortado en trozos

- 1 pimiento rojo, cortado en trozos

- 1 pimiento amarillo, cortado en trozos

- 1 cebolla roja, cortada en trozos

- 1 calabacín, cortado en rodajas gruesas

- 2 cucharadas de aceite de oliva

- 2 cucharadas de jugo de limón

- 2 dientes de ajo, picados

- Sal y pimienta al gusto

• Palillos de brocheta (remojados en agua durante 30 minutos)

Instrucciones:

1) En un tazón pequeño, mezcla el aceite de oliva, el jugo de limón, el ajo picado, la sal y la pimienta. Esta será la marinada para el salmón y las verduras.

2) Coloca los trozos de salmón en un recipiente y vierte la mitad de la marinada sobre ellos. Mezcla bien para cubrir el salmón con la marinada. Deja marinar durante unos 10 minutos.

3) Mientras tanto, prepara las verduras cortando el pimiento rojo, el pimiento amarillo, la cebolla roja y el calabacín en trozos del tamaño de un bocado.

4) Ensarta los trozos de salmón y las verduras en los palillos de brocheta, alternando entre ellos. Puedes hacer combinaciones diferentes en cada brocheta según tus preferencias.

5) Calienta una parrilla o sartén a fuego medio-alto. Coloca las brochetas de salmón y verduras en la parrilla o sartén caliente.

6) Cocina las brochetas durante aproximadamente 4-5 minutos por cada lado, o hasta que el salmón esté cocido y las verduras estén tiernas y ligeramente doradas.

7) Durante la cocción, cepilla las brochetas con la marinada restante para agregar más sabor.

8) Una vez que las brochetas estén listas, retíralas del fuego y sírvelas de inmediato.

Tiempo de preparación: Aproximadamente 30 minutos.

Porciones: 4 personas

Ensalada de atún con aguacate y tomate

Ingredientes:

• 2 latas de atún en agua (160 g cada una)

• 2 aguacates maduros

- 2 tomates medianos

- 1 cebolla roja pequeña

- Jugo de 1 limón

- 2 cucharadas de aceite de oliva

- Sal y pimienta al gusto

- Hojas de lechuga o espinacas frescas (opcional, para servir)

Instrucciones:

1) Enjuaga las latas de atún bajo agua fría para eliminar el exceso de sal y escúrrelo bien.

2) Pela y corta los aguacates en cubos. Puedes utilizar un cuchillo para hacer cortes a lo largo y transversalmente, luego sacar los cubos con una cuchara.

3) Lava y corta los tomates en cubos o rodajas. Si prefieres una textura más suave, puedes retirar las semillas y la pulpa del tomate antes de cortarlo.

4) Pela y corta la cebolla roja en rodajas finas.

5) En un tazón grande, mezcla el atún escurrido, los cubos de aguacate, los tomates y las rodajas de cebolla roja.

6) Exprime el jugo de limón sobre la ensalada y agrega el aceite de oliva. Mezcla bien para combinar todos los ingredientes.

7) Sazonar con sal y pimienta al gusto.

8) Si lo deseas, sirve la ensalada sobre una cama de hojas de lechuga o espinacas frescas.

Tiempo de preparación: Aproximadamente 15 minutos

Porciones: 4 personas

Recuerda que puedes ajustar los ingredientes y las cantidades según tus preferencias personales.

Pavo al horno con vegetales asados

Ingredientes:

- 500 g de filete de pechuga de pavo
- 2 zanahorias
- 1 calabacín
- 1 pimiento rojo
- 1 pimiento amarillo
- 1 cebolla
- 3 dientes de ajo
- 2 cucharadas de aceite de oliva
- 1 cucharadita de hierbas provenzales (orégano, tomillo, romero)
- Sal y pimienta al gusto

Instrucciones:

1) Precalienta el horno a 200 °C (400 °F).

2) Lava y pela las zanahorias. Corta las zanahorias, el calabacín y los pimientos en trozos medianos. Pela la cebolla y córtala en rodajas.

3) En una bandeja para hornear, coloca los vegetales cortados junto con los dientes de ajo sin pelar. Rocía con aceite de oliva y espolvorea las hierbas provenzales. Mezcla bien para que los vegetales queden cubiertos con el aceite y las especias.

4) Coloca el filete de pechuga de pavo sobre los vegetales en la bandeja para hornear. Sazona el pavo con sal, pimienta y un poco de aceite de oliva.

5) Transfiere la bandeja al horno precalentado y hornea durante aproximadamente 30 minutos, o hasta que el pavo esté cocido y los vegetales estén tiernos y ligeramente dorados. Puedes verificar la cocción del pavo insertando un termómetro de cocina en la parte más gruesa del filete; la temperatura interna debe alcanzar los 75 °C (165 °F).

6) Una vez cocido, retira la bandeja del horno y deja reposar el pavo durante unos minutos antes de cortarlo en rebanadas.

7) Sirve el pavo acompañado de los vegetales asados.

Tiempo de preparación: Aproximadamente 15 minutos

Tiempo de cocción: Aproximadamente 30 minutos

Porciones: 4 personas

Calabacín relleno de carne molida y arroz integral

Ingredientes:

• 4 calabacines medianos

• 250 g de carne molida (puede ser de res, cerdo o pavo)

• 1/2 taza de arroz integral cocido

• 1 cebolla pequeña, picada

• 2 dientes de ajo, picados

• 1 pimiento rojo, picado

• 1 zanahoria, rallada

• 1 tomate, picado

• 1 cucharada de aceite de oliva

• 1 cucharadita de comino en polvo

• 1 cucharadita de pimentón ahumado

• Sal y pimienta al gusto

• Queso rallado bajo en grasa (opcional, para gratinar)

Instrucciones:

1) Precalienta el horno a 180 °C (350 °F).

2) Lava los calabacines y córtalos por la mitad a lo largo. Vacía el centro de cada mitad de calabacín con una cuchara, dejando un espacio para el relleno. Reserva la pulpa del calabacín.

3) En una sartén grande, calienta el aceite de oliva a fuego medio. Agrega la cebolla, el ajo, el pimiento rojo y la zanahoria rallada. Cocina hasta que las verduras estén tiernas.

4) Agrega la carne molida a la sartén y cocínala hasta que esté dorada y bien cocida. Añade el tomate picado y la pulpa de calabacín reservada. Cocina por unos minutos adicionales.

5) Añade el arroz integral cocido a la mezcla de carne y verduras. Condimenta con el comino en polvo, el pimentón ahumado, sal y pimienta. Mezcla bien todos los ingredientes y cocina por unos minutos más para que los sabores se integren.

6) Rellena cada mitad de calabacín con la mezcla de carne, verduras y arroz. Coloca los calabacines rellenos en una bandeja para hornear.

7) Si deseas, espolvorea queso rallado bajo en grasa sobre los calabacines rellenos.

8) Hornea los calabacines en el horno precalentado durante aproximadamente 30 minutos, o hasta que los calabacines estén tiernos y el queso esté derretido y ligeramente dorado.

9) Una vez cocidos, retira los calabacines del horno y deja reposar por unos minutos antes de servir.

Tiempo de preparación: Aproximadamente 20 minutos

Tiempo de cocción: Aproximadamente 30 minutos

Porciones: 4 personas

Sopa de zanahoria y jengibre

Ingredientes:

• 1 kg de zanahorias, peladas y cortadas en rodajas

• 1 cebolla grande, picada

• 2 dientes de ajo, picados

• 1 trozo de jengibre fresco (aproximadamente 2 cm), pelado y rallado

- 4 tazas de caldo de verduras

- 1 cucharada de aceite de oliva

- Sal y pimienta al gusto

- Yogur natural y cilantro fresco para decorar (opcional)

Instrucciones:

1) En una olla grande, calienta el aceite de oliva a fuego medio. Agrega la cebolla, el ajo y el jengibre rallado. Cocina por unos minutos hasta que las verduras estén tiernas y fragantes.

2) Agrega las zanahorias en rodajas a la olla y revuélvelas con las verduras aromáticas. Cocina por unos minutos adicionales.

3) Vierte el caldo de verduras en la olla y lleva la mezcla a ebullición. Reduce el fuego a medio-bajo y cocina a fuego lento durante aproximadamente 20-25 minutos, o hasta que las zanahorias estén tiernas.

4) Retira la olla del fuego y deja que la sopa se enfríe un poco.

5) Con una licuadora de mano o en una licuadora de vaso, tritura la sopa hasta obtener una consistencia suave y cremosa. Si es necesario, agrega un poco más de caldo de verduras para ajustar la consistencia.

6) Vuelve a calentar la sopa a fuego medio-bajo hasta que esté caliente. Sazonar con sal y pimienta al gusto.

7) Sirve la sopa caliente en platos individuales. Si lo deseas, puedes agregar una cucharada de yogur natural y espolvorear cilantro fresco picado encima como decoración.

Tiempo de preparación: Aproximadamente 10 minutos

Tiempo de cocción: Aproximadamente 25 minutos

Porciones: 4 personas

Pollo a la parrilla con ensalada de quinua y pepino

Ingredientes:

Para el pollo a la parrilla:

• 4 filetes de pechuga de pollo

• Jugo de 1 limón

• 2 cucharadas de aceite de oliva

• Sal y pimienta al gusto

Para la ensalada de quinua y pepino:

• 1 taza de quinua cocida

• 1 pepino mediano, cortado en cubitos

• 1 tomate mediano, cortado en cubitos

• 1/4 de cebolla roja, picada finamente

• Jugo de 1 limón

• 2 cucharadas de aceite de oliva

• Hojas de menta fresca, picadas (opcional)

• Sal y pimienta al gusto

Instrucciones:

1) Para el pollo a la parrilla: En un recipiente, mezcla el jugo de limón, el aceite de oliva, la sal y la pimienta. Agrega los filetes de pechuga de pollo y asegúrate de que estén bien cubiertos con la marinada. Deja marinar durante al menos 15 minutos.

2) Prepara la parrilla a fuego medio-alto. Cuando esté caliente, coloca los filetes de pollo en la parrilla y cocina por aproximadamente 6-8 minutos por cada lado, o hasta que estén bien cocidos y dorados. El tiempo de cocción puede variar según el grosor de los filetes. Asegúrate de que el pollo esté completamente cocido antes de retirarlo de la parrilla.

3) Para la ensalada de quinua y pepino: En un tazón grande, combina la quinua cocida, el pepino, el tomate y la cebolla roja. Mezcla bien.

4) En un recipiente aparte, mezcla el jugo de limón, el aceite de oliva, la sal y la pimienta. Vierte esta vinagreta sobre la ensalada de quinua y pepino y revuelve para combinar todos los ingredientes.

5) Agrega las hojas de menta picadas a la ensalada si deseas darle un toque de frescura adicional. Ajusta el sazón con sal y pimienta al gusto.

6) Sirve el pollo a la parrilla junto con la ensalada de quinua y pepino.

Tiempo de preparación: Aproximadamente 15 minutos

Tiempo de cocción: Aproximadamente 15 minutos

Porciones: 4 personas

Pescado al horno con tomate y aceitunas

Ingredientes:

• 4 filetes de pescado (como salmón, lubina o dorada)

• 4 tomates medianos, cortados en rodajas

• 1/2 taza de aceitunas sin hueso, cortadas en rodajas

• 2 cucharadas de aceite de oliva

• Jugo de 1 limón

• 2 dientes de ajo, picados

• 1 cucharadita de orégano seco

• Sal y pimienta al gusto

• Hojas de albahaca fresca para decorar (opcional)

Instrucciones:

1) Precalienta el horno a 200 °C (400 °F).

2) En una bandeja para horno, coloca los filetes de pescado. Rocía el jugo de limón y el aceite de oliva sobre el pescado. Espolvorea los dientes de ajo picados, el orégano, la sal y la pimienta por encima.

3) Coloca las rodajas de tomate y las aceitunas alrededor de los filetes de pescado en la bandeja para horno.

4) Transfiere la bandeja al horno precalentado y hornea durante aproximadamente 15-20 minutos, o hasta que el pescado esté cocido y se desmenuce fácilmente con un tenedor. El tiempo de cocción puede variar según el grosor de los filetes de pescado.

5) Una vez cocido, retira la bandeja del horno y deja reposar el pescado por unos minutos.

6) Sirve los filetes de pescado con las rodajas de tomate y aceitunas en platos individuales. Si deseas, decora con hojas de albahaca fresca.

Tiempo de preparación: Aproximadamente 10 minutos

Tiempo de cocción: Aproximadamente 20 minutos

Porciones: 4 personas

Tostadas de huevo y aguacate con salmón ahumado

Ingredientes:

- 4 rebanadas de pan integral o pan de centeno

- 2 aguacates maduros

- 4 huevos

- 100 g de salmón ahumado

- Jugo de 1 limón

- Sal y pimienta al gusto

- Cilantro fresco picado o cebollino para decorar (opcional)

Instrucciones:

1) Tuesta las rebanadas de pan integral hasta que estén crujientes.

2) Mientras tanto, pela y corta los aguacates en rodajas. Rocía el jugo de limón sobre las rodajas de aguacate para evitar que se oscurezcan.

3) En una sartén antiadherente, cocina los huevos a tu gusto: escalfados, revueltos o en forma de tortilla. Sazonar con sal y pimienta al gusto.

4) Coloca las rebanadas de pan tostado en platos individuales. Distribuye las rodajas de aguacate sobre las tostadas.

5) Coloca el salmón ahumado encima del aguacate.

6) Coloca un huevo cocido sobre cada tostada. Si deseas, puedes cortar los huevos en rodajas antes de colocarlos en las tostadas.

7) Espolvorea con cilantro fresco picado o cebollino como decoración.

Tiempo de preparación: Aproximadamente 10 minutos

Tiempo de cocción: Aproximadamente 10 minutos

Porciones: 4 personas

Ensalada de garbanzos con atún y verduras

Ingredientes:

• 2 latas de garbanzos (aproximadamente 400 g), enjuagados y escurridos

• 2 latas de atún en agua o aceite de oliva (aproximadamente 200 g en total), escurrido

• 1 pepino mediano, cortado en cubitos

• 1 pimiento rojo, cortado en cubitos

• 1 pimiento verde, cortado en cubitos

• 1/2 cebolla roja, picada finamente

• 1/4 de taza de aceitunas negras sin hueso, cortadas en rodajas

• 1/4 de taza de perejil fresco picado

• Jugo de 1 limón

• 2 cucharadas de aceite de oliva

• Sal y pimienta al gusto

Instrucciones:

1) En un tazón grande, combina los garbanzos, el atún desmenuzado, el pepino, los pimientos, la cebolla roja, las aceitunas y el perejil. Mezcla bien todos los ingredientes.

2) En otro recipiente, mezcla el jugo de limón, el aceite de oliva, la sal y la pimienta. Vierte esta vinagreta sobre la ensalada de garbanzos y verduras y revuelve para combinar todos los ingredientes.

3) Ajusta el sazón con sal y pimienta al gusto.

4) Deja reposar la ensalada en el refrigerador durante al menos 30 minutos antes de servir. Esto permitirá que los sabores se mezclen y que la ensalada esté más fresca al momento de servir.

5) Sirve la ensalada de garbanzos con atún y verduras en platos individuales. Puedes decorar con unas hojas de perejil fresco antes de servir, si lo deseas.

Tiempo de preparación: Aproximadamente 15 minutos

Porciones: 4 personas

Tacos de pescado con repollo morado y salsa de yogur

Ingredientes:

• 500 g de filetes de pescado blanco (como tilapia o fletán)

• 8 tortillas de maíz o tortillas de trigo integrales

• 2 tazas de repollo morado, rallado

• 1/4 de taza de cilantro fresco, picado

• Jugo de 1 limón

• Sal y pimienta al gusto

Para la salsa de yogur:

• 1 taza de yogur griego natural

- Jugo de 1 limón

- 2 cucharadas de cilantro fresco, picado

- Sal y pimienta al gusto

Instrucciones:

1) Prepara la salsa de yogur mezclando el yogur griego, el jugo de limón y el cilantro fresco picado en un tazón. Añade sal y pimienta al gusto. Reserva la salsa en el refrigerador hasta que esté lista para servir.

2) En un recipiente aparte, mezcla el repollo morado rallado con el jugo de limón, el cilantro picado, sal y pimienta. Deja marinar durante al menos 10 minutos para que los sabores se mezclen.

3) Lava y seca los filetes de pescado. Sazona los filetes con sal y pimienta al gusto.

4) Calienta una sartén antiadherente a fuego medio-alto. Añade los filetes de pescado a la sartén y cocínalos durante aproximadamente 3-4 minutos por cada lado, o hasta que estén bien cocidos y se desmenucen fácilmente con un tenedor. El tiempo de cocción puede variar según el grosor de los filetes.

5) Mientras el pescado se cocina, calienta las tortillas en otra sartén o en el horno.

6) Una vez que el pescado esté cocido, retíralo de la sartén y desmenúzalo con un tenedor.

7) Para armar los tacos, coloca una porción de pescado desmenuzado en cada tortilla caliente. Luego, agrega una porción de repollo morado marinado en cada taco.

8) Sirve los tacos de pescado con repollo morado y salsa de yogur. Puedes agregar más cilantro fresco, limón o cualquier otro condimento adicional de tu elección.

Tiempo de preparación: Aproximadamente 20 minutos

Tiempo de cocción: Aproximadamente 10 minutos

Porciones: 4 personas

Ensalada de fresa y espinacas con aderezo de vinagre balsámico

Ingredientes:

• 8 tazas de espinacas frescas

• 2 tazas de fresas, lavadas y cortadas en rodajas

• 1/2 taza de nueces picadas

• 1/4 de taza de queso feta desmenuzado (opcional)

Para el aderezo de vinagre balsámico:

• 3 cucharadas de vinagre balsámico

• 2 cucharadas de aceite de oliva extra virgen

• 1 cucharada de miel

• Sal y pimienta al gusto

Instrucciones:

1) En un tazón grande, combina las espinacas, las rodajas de fresa, las nueces picadas y el queso feta desmenuzado (si lo deseas). Mezcla bien los ingredientes.

2) En otro recipiente pequeño, prepara el aderezo de vinagre balsámico mezclando el vinagre balsámico, el aceite de oliva, la miel, la sal y la pimienta. Bate o mezcla hasta que estén bien incorporados.

3) Vierte el aderezo de vinagre balsámico sobre la ensalada y mezcla suavemente para cubrir todos los ingredientes con el aderezo.

4) Sirve la ensalada de fresa y espinacas en platos individuales.

Tiempo de preparación: Aproximadamente 10 minutos

Porciones: 4 personas

Sopa de brócoli y queso

Ingredientes:

- 2 cabezas de brócoli, cortadas en floretes

- 1 cebolla mediana, picada

- 2 dientes de ajo, picados

- 4 tazas de caldo de verduras

- 1 taza de leche descremada o leche de almendras sin azúcar

- 1 taza de queso cheddar bajo en grasa, rallado

- Sal y pimienta al gusto

- Cebollino picado o crutones para decorar (opcional)

Instrucciones:

1) En una olla grande, calienta un poco de aceite a fuego medio. Agrega la cebolla picada y el ajo, y cocínalos hasta que estén tiernos y fragantes, aproximadamente 5 minutos.

2) Agrega los floretes de brócoli a la olla y mezcla bien con la cebolla y el ajo. Cocina durante 5 minutos, revolviendo ocasionalmente.

3) Vierte el caldo de verduras en la olla y lleva la mezcla a ebullición. Reduce el fuego y cocina a fuego lento durante unos 15 minutos, o hasta que el brócoli esté tierno.

4) Retira la olla del fuego y permite que la sopa se enfríe ligeramente. Luego, utiliza una licuadora de inmersión o una licuadora de pie para mezclar la sopa hasta obtener una consistencia suave.

5) Vuelve a colocar la olla en la estufa a fuego bajo. Agrega la leche descremada o leche de almendras sin azúcar y el queso cheddar rallado a la sopa. Mezcla hasta que el queso se derrita y se incorpore completamente. Ajusta la sal y la pimienta al gusto.

6) Calienta la sopa a fuego bajo durante unos minutos más, revolviendo ocasionalmente.

7) Sirve la sopa de brócoli y queso caliente en platos individuales. Puedes decorar con cebollino picado o crutones antes de servir, si lo deseas.

Tiempo de preparación: Aproximadamente 25 minutos

Tiempo de cocción: Aproximadamente 20 minutos

Porciones: 4 personas

Salteado de ternera con pimiento y cebolla

Ingredientes:

• 500 g de filete de ternera, cortado en tiras delgadas

• 2 pimientos (rojo y verde), cortados en tiras

• 1 cebolla grande, cortada en juliana

• 2 dientes de ajo, picados

• 2 cucharadas de salsa de soja baja en sodio

• 1 cucharada de aceite de oliva

• Sal y pimienta al gusto

• Hojas de cilantro fresco para decorar (opcional)

Instrucciones:

1) En un tazón, sazona las tiras de ternera con sal, pimienta y salsa de soja. Mezcla bien para que la carne se impregne de los sabores. Deja marinar durante unos minutos mientras preparas el resto de los ingredientes.

2) En una sartén grande o wok, calienta el aceite de oliva a fuego medio-alto.

3) Añade el ajo picado y saltea durante unos segundos hasta que esté fragante.

4) Agrega las tiras de ternera marinada a la sartén y cocina durante aproximadamente 2-3 minutos, removiendo constantemente, hasta que estén doradas por todos lados. Retira la ternera de la sartén y reserva.

5) En la misma sartén, agrega la cebolla y los pimientos. Cocina durante aproximadamente 5 minutos, removiendo ocasionalmente, hasta que las verduras estén tiernas, pero aún crujientes.

6) Vuelve a colocar la ternera en la sartén con las verduras y revuelve para combinar todos los ingredientes. Cocina durante 1-2 minutos adicionales para que los sabores se mezclen.

7) Retira la sartén del fuego y sirve el salteado de ternera con pimiento y cebolla caliente en platos individuales. Puedes decorar con hojas de cilantro fresco antes de servir, si lo deseas.

Tiempo de preparación: Aproximadamente 15 minutos

Tiempo de cocción: Aproximadamente 10 minutos

Porciones. 4 personas

Rollos de lechuga con pollo y verduras

Ingredientes:

• 4 hojas grandes de lechuga, preferiblemente lechuga mantecosa o lechuga iceberg

• 2 pechugas de pollo, cocidas y desmenuzadas

• 1 zanahoria, rallada

• 1 pepino, cortado en juliana

• 1 pimiento rojo, cortado en juliana

• 1/2 taza de brotes de soja (opcional)

• Salsa de maní o salsa de soja baja en sodio para acompañar (opcional)

Instrucciones:

1) Lava bien las hojas de lechuga y sécalas con cuidado para que no se rompan. Colócalas sobre un plato o tabla de cortar.

2) Desmenuza las pechugas de pollo cocidas y distribuye el pollo desmenuzado de manera uniforme sobre cada hoja de lechuga.

3) Agrega la zanahoria rallada, el pepino cortado en juliana, el pimiento rojo en juliana y los brotes de soja (si los usas) sobre el pollo en cada hoja de lechuga.

4) Enrolla las hojas de lechuga con cuidado, asegurándote de que los ingredientes estén bien envueltos dentro de la lechuga. Puedes cortar cada rollo por la mitad si lo deseas.

5) Sirve los rollos de lechuga con pollo y verduras en un plato y acompáñalos con salsa de maní o salsa de soja baja en sodio si lo deseas.

Tiempo de preparación: Aproximadamente 15 minutos

Porciones: 4 personas

Frittata de espinacas y queso cheddar

Ingredientes:

• 8 huevos

• 2 tazas de espinacas frescas, lavadas y picadas

• 1/2 taza de queso cheddar rallado

• 1 cebolla pequeña, picada

• 1 diente de ajo, picado

• 1 cucharada de aceite de oliva

• Sal y pimienta al gusto

Instrucciones:

1) Precalienta el horno a 180°C (350°F).

2) En un tazón, bate los huevos hasta que estén bien mezclados. Agrega sal y pimienta al gusto y reserva.

3) En una sartén apta para horno, calienta el aceite de oliva a fuego medio-alto. Agrega la cebolla y el ajo picados y cocínalos hasta que estén tiernos y fragantes, aproximadamente 3-4 minutos.

4) Agrega las espinacas picadas a la sartén y cocínalas hasta que se marchiten, aproximadamente 2-3 minutos. Retira la sartén del fuego y reserva.

5) Vierte la mezcla de huevos batidos sobre las espinacas y la cebolla en la sartén. Espolvorea el queso cheddar rallado por encima.

6) Coloca la sartén en el horno precalentado y hornea la frittata durante aproximadamente 15-20 minutos, o hasta que esté firme y dorada en la parte superior.

7) Retira la frittata del horno y deja que se enfríe ligeramente. Luego, corta en porciones y sirve caliente.

Tiempo de preparación: Aproximadamente 15 minutos

Tiempo de cocción: Aproximadamente 20 minutos

Porciones: 4 personas

Ensalada de pollo con aderezo de aguacate y lima

Ingredientes:

Ensalada:

• 2 pechugas de pollo cocidas y desmenuzadas

• 8 tazas de lechuga mixta o lechuga romana, lavada y cortada en trozos

• 1 aguacate maduro, cortado en cubos

• 1 taza de tomates cherry, cortados por la mitad

• 1/2 pepino, cortado en rodajas

• 1/4 taza de cebolla roja, picada

• Semillas de girasol o nueces picadas para decorar (opcional)

Aderezo de aguacate y lima:

• 1 aguacate maduro

• 1 lima, el jugo

• 1/4 taza de cilantro fresco, picado

• 2 cucharadas de aceite de oliva

• Sal y pimienta al gusto

• Agua, según sea necesario para ajustar la consistencia del aderezo

Instrucciones:

1) En un tazón grande, combina la lechuga, el pollo desmenuzado, el aguacate en cubos, los tomates cherry, el pepino y la cebolla roja. Mezcla suavemente todos los ingredientes.

2) En una licuadora o procesadora de alimentos, agrega el aguacate, el jugo de lima, el cilantro fresco, el aceite de oliva, la sal y la pimienta. Licúa hasta obtener una mezcla suave y cremosa. Si el aderezo está demasiado espeso, puedes agregar agua gradualmente para ajustar la consistencia deseada.

3) Vierte el aderezo de aguacate y lima sobre la ensalada y mezcla bien para cubrir todos los ingredientes con el aderezo.

4) Decora la ensalada con semillas de girasol o nueces picadas, si lo deseas.

5) Sirve la ensalada de pollo con aderezo de aguacate y lima en platos individuales.

Tiempo de preparación: Aproximadamente 15 minutos

Porciones: 4 personas

Ensalada de pepino, tomate y aguacate

Ingredientes:

• 2 pepinos, cortados en rodajas

• 2 tomates, cortados en cubos

• 1 aguacate maduro, cortado en cubos

• 1/4 taza de cebolla roja, picada

• 2 cucharadas de cilantro fresco, picado

• Jugo de 1 limón

• 2 cucharadas de aceite de oliva extra virgen

• Sal y pimienta al gusto

• Queso feta desmenuzado o nueces picadas para decorar (opcional)

Instrucciones:

1) En un tazón grande, combina las rodajas de pepino, los cubos de tomate, el aguacate en cubos, la cebolla roja y el cilantro fresco. Mezcla suavemente todos los ingredientes.

2) En un tazón pequeño, mezcla el jugo de limón, el aceite de oliva, la sal y la pimienta hasta que estén bien combinados.

3) Vierte el aderezo de limón y aceite de oliva sobre la ensalada y mezcla suavemente para cubrir todos los ingredientes.

4) Decora la ensalada con queso feta desmenuzado o nueces picadas, si lo deseas.

5) Sirve la ensalada de pepino, tomate y aguacate en platos individuales.

Tiempo de preparación: Aproximadamente 10 minutos

Porciones: 4 personas

Pollo a la plancha con ensalada de espinacas y fresas

Ingredientes:

Pollo a la plancha:

• 4 pechugas de pollo deshuesadas y sin piel

• 2 cucharadas de aceite de oliva

• Sal y pimienta al gusto

• Hierbas aromáticas como romero o tomillo para sazonar el pollo (opcional)

• Ensalada de espinacas y fresas:

• 8 tazas de espinacas frescas, lavadas y secas

• 2 tazas de fresas, cortadas en rodajas

• 1/2 taza de nueces o almendras, picadas

• 1/4 taza de queso feta desmenuzado (opcional)

• Vinagreta de tu elección o aceite de oliva y vinagre balsámico para aliñar

Instrucciones:

1) Precalienta una parrilla o sartén a fuego medio-alto.

2) Sazonar las pechugas de pollo con sal, pimienta y las hierbas aromáticas si las usas. Rocía las pechugas de pollo con aceite de oliva.

3) Cocina las pechugas de pollo a la parrilla o en la sartén caliente durante aproximadamente 6-8 minutos por cada lado, o hasta que estén bien cocidas y doradas. El tiempo de cocción puede variar según el grosor de las pechugas. Asegúrate de que el pollo esté completamente cocido antes de retirarlo del fuego.

4) Mientras el pollo se cocina, prepara la ensalada. En un tazón grande, combina las espinacas frescas, las rodajas de fresas, las nueces o almendras picadas y el queso feta desmenuzado (si lo usas). Mezcla suavemente todos los ingredientes.

5) Aliña la ensalada con la vinagreta de tu elección o con una mezcla de aceite de oliva y vinagre balsámico. Asegúrate de cubrir bien todos los ingredientes con el aliño.

6) Una vez que el pollo esté listo, retíralo del fuego y déjalo reposar durante unos minutos antes de cortarlo en rodajas.

7) Sirve las rodajas de pollo a la plancha sobre una cama de ensalada de espinacas y fresas.

Tiempo de preparación: Aproximadamente 20 minutos

Porciones: 4 personas

Tacos vegetarianos de frijoles y pimientos

Ingredientes:

• 8 tortillas de maíz o harina de trigo

• 1 lata (400 g) de frijoles negros o frijoles refritos

• 2 pimientos (rojo, verde o amarillo), cortados en tiras

• 1 cebolla mediana, cortada en juliana

• 2 dientes de ajo, picados

• 1 cucharadita de comino en polvo

• 1 cucharadita de paprika

• 1/2 cucharadita de chile en polvo (opcional)

• Sal y pimienta al gusto

• Aceite de oliva

• Aguacate en rodajas, cilantro fresco picado, salsa picante, crema agria o queso rallado para servir (opcional)

Instrucciones:

1) En una sartén grande, calienta un poco de aceite de oliva a fuego medio-alto. Agrega la cebolla y los pimientos y cocínalos hasta que estén tiernos y ligeramente dorados, aproximadamente 5-7 minutos. Agrega el ajo picado y cocínalo por 1 minuto más.

2) Agrega los frijoles negros o los frijoles refritos a la sartén. Condimenta con comino en polvo, paprika, chile en polvo (si lo deseas), sal y pimienta al gusto. Mezcla bien los ingredientes y cocina por otros 2-3 minutos, hasta que los sabores se mezclen y los frijoles estén calientes.

3) Calienta las tortillas en una sartén o en el horno para ablandarlas y hacerlas más flexibles.

4) Rellena cada tortilla con una porción de la mezcla de frijoles y pimientos. Puedes añadir aguacate en rodajas, cilantro fresco picado u otros ingredientes opcionales.

5) Sirve los tacos vegetarianos de frijoles y pimientos calientes y acompáñalos con salsa picante, crema agria, queso rallado u otros condimentos de tu elección.

Tiempo de preparación: Aproximadamente 20 minutos

Porciones: 4 personas

Salmón a la parrilla con espárragos y salsa de limón

Ingredientes:

- 4 filetes de salmón fresco (aproximadamente 150 g cada uno)

- 1 manojo de espárragos, tallos duros eliminados

- 2 cucharadas de aceite de oliva

- Sal y pimienta al gusto

Para la salsa de limón:

- 2 cucharadas de jugo de limón fresco

- 2 cucharadas de aceite de oliva

- 1 diente de ajo, picado finamente

- 1 cucharadita de ralladura de limón

- Sal y pimienta al gusto

Instrucciones:

1) Precalienta la parrilla a fuego medio-alto.

2) En un tazón pequeño, mezcla los ingredientes para la salsa de limón: jugo de limón fresco, aceite de oliva, ajo picado, ralladura de limón, sal y pimienta. Reserva la salsa.

3) Sazona los filetes de salmón con sal y pimienta al gusto. Puedes cepillarlos con un poco de aceite de oliva para evitar que se peguen a la parrilla.

4) Coloca los filetes de salmón en la parrilla caliente, con la piel hacia abajo, y los espárragos al lado. Cocina el salmón durante aproximadamente 4-5

minutos por cada lado, dependiendo del grosor de los filetes, hasta que esté cocido, pero aún jugoso en el centro. Los espárragos se cocinarán al mismo tiempo y deben estar tiernos pero crujientes.

5) Mientras el salmón y los espárragos se cocinan, cepilla la salsa de limón sobre los filetes de salmón durante los últimos minutos de cocción para agregar sabor.

6) Retira el salmón y los espárragos de la parrilla y sírvelos en platos individuales.

Tiempo de preparación: Aproximadamente 20 minutos

Porciones: 4 personas

Al llegar a estas últimas páginas, has completado un viaje culinario que esperamos haya sido tan nutritivo para tu mente como lo será para tu cuerpo. A través de estas 120 recetas saludables, has descubierto que la comida saludable puede ser una celebración diaria de sabores, texturas y colores.

Recuerda que este libro no es solo una colección de recetas, sino una invitación a un estilo de vida más consciente y equilibrado. Cada plato que has explorado es una oportunidad para nutrir tu cuerpo, cuidar de tu salud y disfrutar de los placeres de la buena cocina.

A medida que incorpores estas recetas en tu vida cotidiana, notarás cambios sutiles pero significativos. Tal vez sea un aumento en tu energía, una mejora en tu digestión, o simplemente la satisfacción de saber que estás alimentando tu cuerpo con ingredientes nutritivos y preparaciones cuidadosas.

Sin embargo, el verdadero éxito de este libro no se mide solo por las recetas que hayas probado, sino por cómo han inspirado tu propia creatividad en la cocina. Esperamos que te hayas sentido motivado a experimentar y adaptar estas recetas a tu gusto personal y a las necesidades de tu familia.

Made in the USA
Las Vegas, NV
15 December 2024